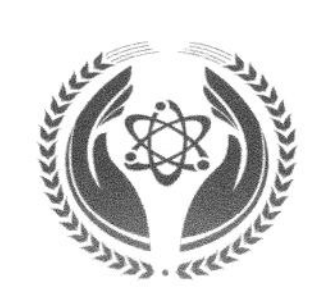

"十四五"时期国家重点出版物出版专项规划项目
➤农 业 科 普 丛 书➤
牛奶对健康的双重营养功能科普系列

牛奶对健康的双重营养功能 婴幼儿篇

郑 楠 孟 璐 肖 晶 等 编著

中国农业科学技术出版社

图书在版编目（CIP）数据

牛奶对健康的双重营养功能．婴幼儿篇 / 郑楠等编著．-- 北京：中国农业科学技术出版社，2022.7
（牛奶对健康的双重营养功能科普系列）
ISBN 978-7-5116-5652-0

Ⅰ．①牛…　Ⅱ．①郑…　Ⅲ．①牛奶—食品营养—关系—婴幼儿—膳食营养　Ⅳ．① R151.3 ② R153.2

中国版本图书馆 CIP 数据核字（2021）第 274232 号

责任编辑　金　迪
责任校对　李向荣
责任印制　姜义伟　王思文

出 版 者　中国农业科学技术出版社
北京市中关村南大街 12 号　邮编：100081
电　　话　（010）82106625（编辑室）（010）82109702（发行部）
（010）82109709（读者服务部）
网　　址　https://castp.caas.cn
经 销 者　各地新华书店
印 刷 者　北京建宏印刷有限公司
开　　本　175 mm×225 mm　1/16
印　　张　6
字　　数　78 千字
版　　次　2022 年 7 月第 1 版　2022 年 7 月第 1 次印刷
定　　价　38.00 元

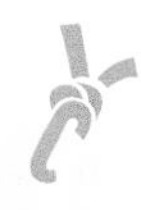

编 委 会

面对新冠肺炎疫情：需要树立奶类具有双重营养功能的新认识

2020 年以来的新冠肺炎疫情，比想象的要顽固，这就提醒大家除疫苗研发之外，也要重新审视食物对人体营养健康的重要性。

2020 年 2 月，国家卫生健康委员会在《新型冠状病毒感染的肺炎防治营养膳食指导》中明确提出，尽量保证每人每天至少摄入 300 g 奶及其制品，以提高人体抵抗力。综合国内外研究结果可以看出，奶类具有“基础营养”与“活性营养”双重营养功能。

2020 年，中国研究者率先解析了在全球新冠肺炎疫情流行背景下，奶类对人体营养、免疫与肠道微生物的稳态调节作用（Ren 等，2021）；2020 年，意大利研究者将奶类中的活性因子——乳铁蛋白添加到新冠肺炎病毒感染患者的食物中，使得感染新冠肺炎病毒患者的康复期从 32 天缩短到 14 天（图 1）（Campione 等，2020）。

近 10 年，国际上对奶类的营养功能开展了系统研究，取得了重要进展，揭示了奶类不仅仅具有普通食物的提供能量、脂肪、蛋白质、矿物质等“基础营养”作用，更是发挥着“活性营养”的功能。这是因为奶类含有丰富的活性因子，比如乳铁蛋白、α-乳白蛋白和β-乳球蛋白对肺、结肠、肝、乳腺等部位的肿瘤具有抑制作用，并且可以缓解脑中风（Li 等，2019，2020）；免疫球蛋白 IgG 可显著预

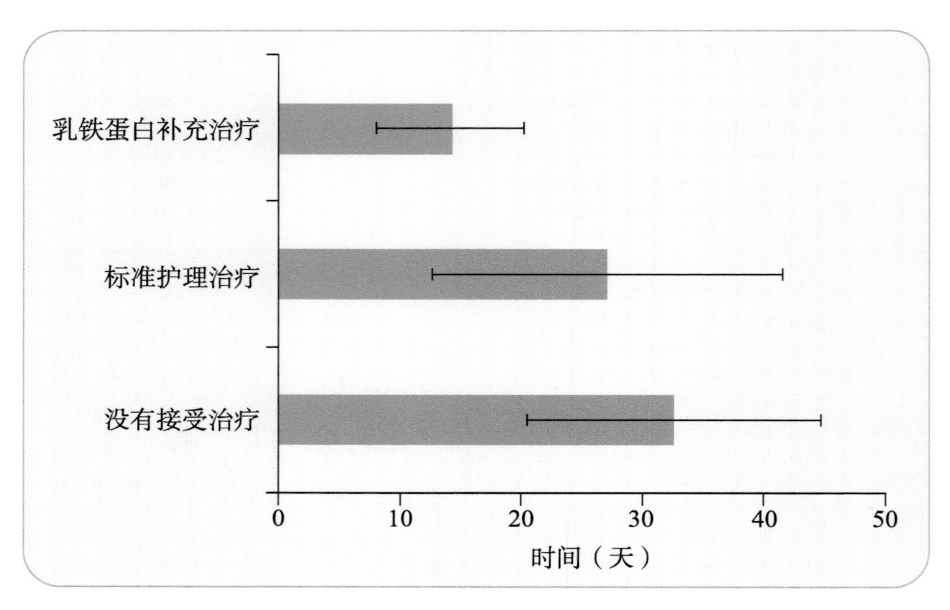

图 1　乳铁蛋白膳食补充对感染新冠肺炎病毒患者康复时间的影响（Campione 等，2020）

防人体轮状病毒诱导的腹泻（Inagaki 等，2013），并且可与人呼吸道合胞病毒或其他病原体结合，发挥免疫保护的作用（den Hartog 等，2014）；乳过氧化物酶可抑制变形链球菌、血链球菌和白色念珠菌的生长（Welk 等，2009），抑制肺部炎症细胞的浸润而缓解肺炎症状（Shin 等，2005），减少呼吸道疾病的发生（Fischer 等，2011）。

因此，在人类与疾病斗争的过程中，不但要发挥奶类的“基础营养”功能，更要充分发挥奶类的“活性营养”功能，树立奶类具有“基础营养”和“活性营养”双重营养功能的科学理念，让奶类为国民营养计划和提高人民生命健康水平发挥更大作用。

目录

1 概　述 …… 1

2 婴幼儿的健康特征与健康风险 …… 5

2.1 婴幼儿的健康特征 …… 6

2.1.1 生长发育快，营养需求大 …… 6

2.1.2 免疫功能低，疾病风险高 …… 7

2.1.3 营养敏感，及时干预，受惠一生 …… 7

2.2 婴幼儿的健康风险 …… 9

2.2.1 营养不良 …… 9

2.2.2 肺炎 …… 10

2.2.3 腹泻 …… 13

2.2.4 坏死性小肠结肠炎 …… 14

2.2.5 过敏 …… 15

3 奶类对婴幼儿的基础营养功能 …… 17

3.1 提高婴幼儿骨密度，促长高 …… 19

3.1.1 蛋白质 …… 23

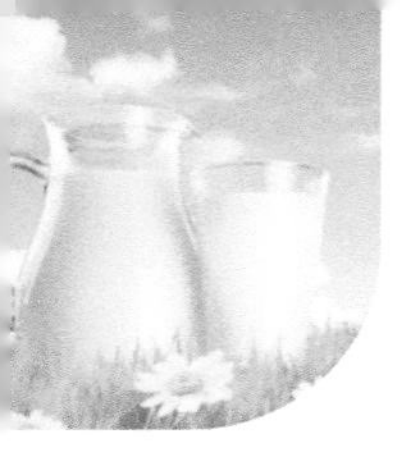

3.1.2 脂肪酸 ……24
3.1.3 乳寡糖 ……27
3.1.4 矿物质 ……28
3.2 促进婴幼儿胃肠道发育，增强免疫 ……30
3.2.1 蛋白质 ……31
3.2.2 脂肪酸 ……33
3.2.3 乳寡糖 ……34
3.2.4 乳脂球膜 ……35
3.3 增强婴幼儿认知能力 ……36
3.3.1 蛋白质 ……37
3.3.2 脂肪酸 ……38
3.3.3 乳寡糖 ……40
3.3.4 矿物质 ……41
3.3.5 维生素 ……42
3.4 改善婴幼儿营养不良 ……43
3.4.1 蛋白质 ……44
3.4.2 脂肪酸 ……45
3.4.3 乳寡糖 ……46
3.4.4 矿物质 ……48
3.4.5 维生素 ……48

4 奶类对婴幼儿的活性营养功能 ……51

4.1 缓解婴幼儿肺炎 ……53

4.1.1 蛋白质 ······································54
4.1.2 脂肪酸 ······································56
4.1.3 矿物质 ······································57
4.2 降低婴幼儿坏死性小肠结肠炎风险 ······················59
4.2.1 蛋白质 ······································59
4.2.2 脂肪酸 ······································60
4.2.3 乳寡糖 ······································61
4.3 改善婴幼儿腹泻 ·································63
4.3.1 蛋白质 ······································63
4.3.2 脂肪酸 ······································66
4.3.3 乳寡糖 ······································66
4.4 预防婴幼儿过敏 ·································68
4.4.1 蛋白质 ······································69
4.4.2 脂肪酸 ······································70
4.4.3 糖类 ·······································71

参考文献 ··73

1

概　述

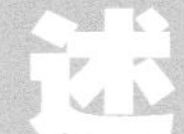

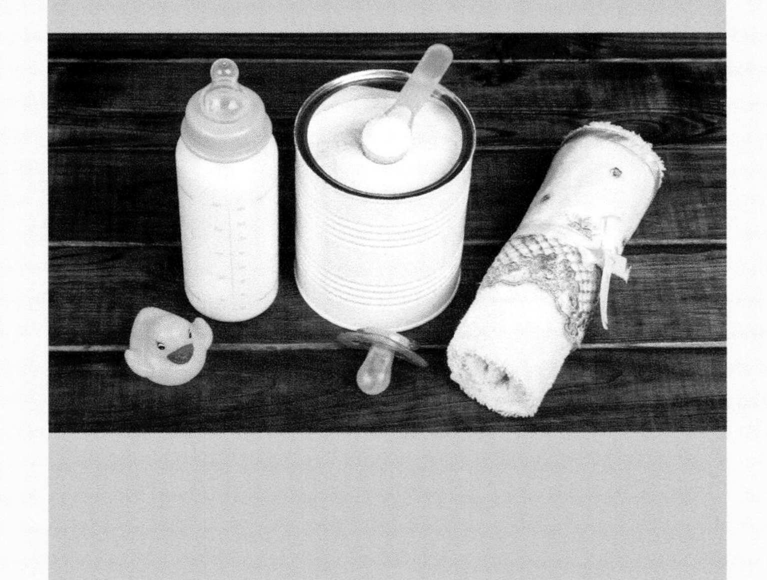

从 1980—2017 年人口统计结果来看，中国出生人口数自 1987 年到达出生人口的小高峰后呈逐年下降的趋势。2017 年中国出生人口 1 723 万人，明显高于 2011—2015 年“十二五”时期年均出生 1 644 万人的水平（图 1–1），“全面两孩”政策效果持续显现（国务院妇女儿童工作委员会办公室等，2018）。2021 年我国已实施开放三胎计划，预计未来出生人口将再次增加。婴幼儿是未来人口和社会进步的动力，特别是在我国人口老龄化和低生育的时代，婴幼儿健康成长关系到国家的未来发展。

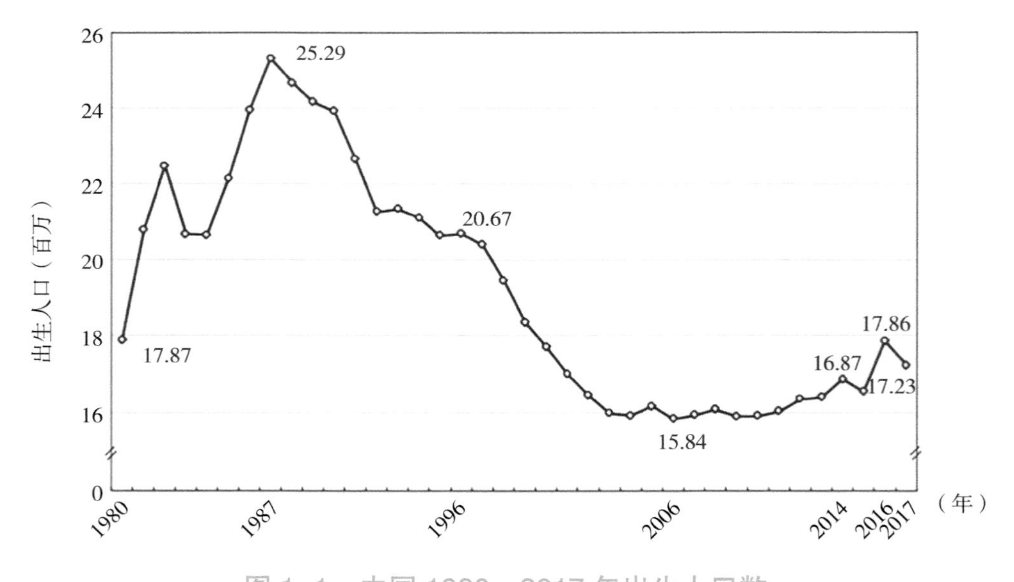

图 1–1　中国 1980—2017 年出生人口数

（资料来源：国务院妇女儿童工作委员会办公室等，2018）

婴幼儿是婴儿（0 ～ 3 岁）与幼儿（3 ～ 6 岁）的统称。婴幼儿发育是从孕期开始，包含体格、神经、行为、认知、社会性及情感等多方面发育成熟的过程。婴幼儿的科学喂养和平衡膳食直接影响婴幼儿的营养状况，从而影响其生长。世界卫生组织（WHO）和联合国儿童基金会（UNICEF）建议，在6月龄前，婴幼儿靠母乳提供营养，6月龄后，应逐步添加营养丰富、安全的辅食（WHO，2018）。乳被认为是大自然中营养最完整的食物，《2019年健康饮食研究》专门研究了乳作为婴幼儿辅食每天建议的摄入量（Lott等，2019）（表1–1），其不仅可为婴幼儿提供基础营养，其中含有的种类繁多的活性营养因子更可为婴幼儿生长发育提供重要的“活性营养”。

表1–1 《2019年健康饮食研究》结果摘要

饮品类型	年龄段				
	0～6月	6～12月	12～24月	2～3岁	4～5岁
普通饮品	不需要	0.5～1杯/天	1～4杯/天	1～4杯/天	1.5～5杯/天
纯巴氏杀菌牛奶	不推荐		2～3杯/天（全脂牛奶）	≤2杯/天（脱脂/低脂牛奶）	≤2.5杯/天（脱脂/低脂牛奶）
100%果汁	不推荐		≤0.5杯/天		≤0.75杯/天
植物奶/非乳饮料	不推荐		仅限医疗适应症/饮食原因		
调味牛奶	不推荐				
牛奶	不推荐				
加糖饮料	不推荐				
低热量甜味饮料（LCS）	不推荐				
含咖啡因饮料	不推荐				

资料来源：Lott等，2019。

2

婴幼儿的健康特征与健康风险

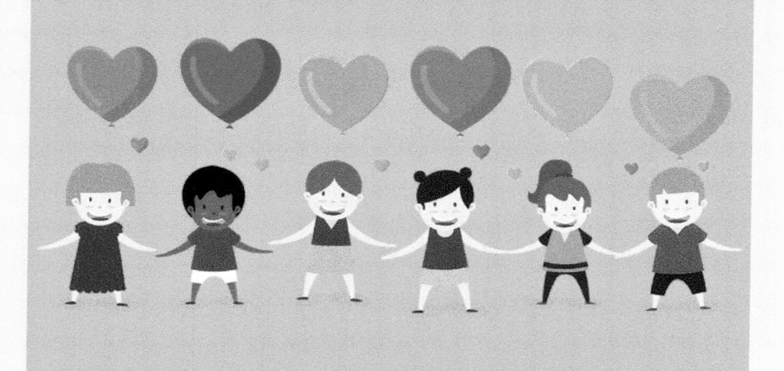

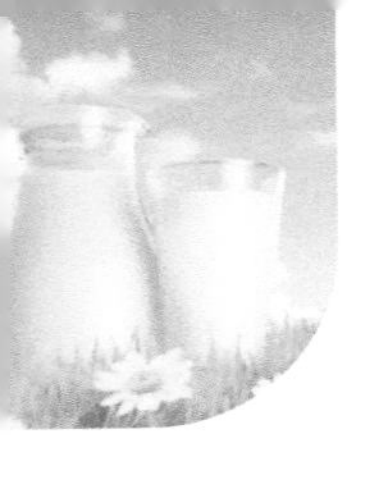

2.1 婴幼儿的健康特征

婴幼儿时期是人生发展的关键时期，婴幼儿阶段是骨骼生长、身体发育的重要阶段，因此为其提供良好的生存、发展环境，最大限度地满足婴幼儿的生长需要，发挥婴幼儿潜能，将为其一生的发展奠定重要基础。

2.1.1 生长发育快，营养需求大

婴幼儿时期是人一生当中生长发育最快的时期，特别需要补充优质的营养来满足生长需要。如果长期营养供应不足，婴幼儿生长发育就会受限，甚至停止，错过最佳的发育时期。

婴幼儿生长主要体现在骨骼发育和肌肉的增长，其中骨骼发育包括颅骨发育、脊柱发育以及腕骨钙化。①颅骨发育。指头围增长以及前、后囟及骨缝闭合。②脊柱的发育。婴儿出生时脊柱是直的，弯曲是随着发育逐渐形成的。一般婴儿在 3 个月抬头时出现颈曲，6 个月能坐时出现胸曲，10 ～ 12 个月学走路时出现腰曲。7 岁前形成的脊柱弯曲还不是很固定，当儿童躺下时弯曲可消失。7 岁后随着韧带发育完善后，弯曲才固定下来。③腕骨钙化。出生时婴儿的腕部骨骼均是软骨，6 个月才逐渐出现骨化中心，10 岁左右腕骨才全部钙化完成。

值得强调的是，早期营养对婴幼儿大脑发育至关重要。研究发现，婴幼儿在 0 ～ 3 岁期间肠道微生物群的复杂性和丰富度迅速增加，同时大脑也迅速发育，3 岁儿童大脑的活跃度是成人大脑的 2 倍（Grantham-mcgregor 等，2007）。这一时期的营养缺乏将对婴幼儿健康和发展造成不可逆转且无法弥补的影响，包括影响其学习能力和成年后的表现。

2.1.2 免疫功能低，疾病风险高

由于婴幼儿各组织器官处于发育阶段，尚不成熟，易受病原菌侵袭。如果此阶段营养水平持续较低，则易患各种疾病，如营养不良、肺炎、腹泻、过敏等。按照 WHO 全球疾病负担的死因标准统计分类（图 2-1），造成新生儿死亡的主要原因依次是早产（32.2%）、产时并发症（20.6%）和先天畸形（18.5%）；1 ～ 11 月龄婴儿死亡原因依次是慢性病（39.5%，包括先天畸形和其他慢性病）、感染性疾病（36.4%，包括肺炎、腹泻和其他感染性疾病）以及非故意伤害（16.3%）；1 ～ 4 岁婴幼儿死亡的首要原因是非故意伤害，占 51.8%，由慢性病（包括先天畸形和其他慢性病）和感染性疾病（包括肺炎和其他感染性疾病）所致死亡的比例分别是 27.9% 和 17.9%（国务院妇女儿童工作委员会办公室等，2018）。加强对儿童常见感染性疾病如肺炎和腹泻的治疗，以及加强对儿童伤害的预防将有助于减少 5 岁以下婴幼儿死亡的概率。

2.1.3 营养敏感，及时干预，受惠一生

婴幼儿的生理生长特性决定了其具有其他年龄段不具有的特点，即营养敏感性。营养敏感性的概念最早由 Ruel Marie 于 2013 年提出。6 月龄后，婴幼儿逐渐开始摄入辅食，机体大量吸收多种来源的营养素，婴

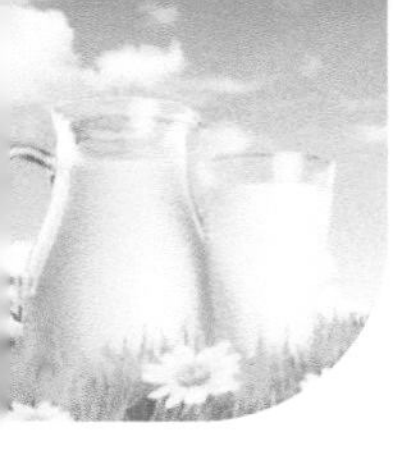

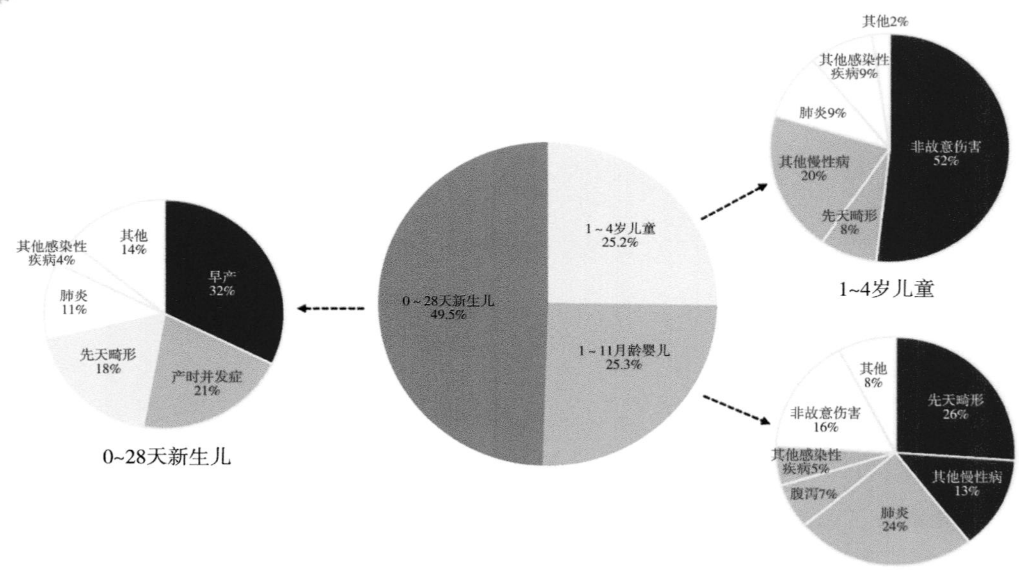

图 2-1　5 岁以下婴幼儿死亡原因构成

（资料来源：国务院妇女儿童工作委员会办公室等，2018）

幼儿发育一定程度上呈现“营养”导向型（Ruel 等，2013）。研究表明充足的食物和营养摄入是影响婴幼儿营养和发育的重要因素。因此将营养纳入婴幼儿早期发展方案，为其提供充足营养，促进儿童潜能的发挥，对其本人将产生长远影响。

2.2 婴幼儿的健康风险

2.2.1 营养不良

根据 WHO 的定义，营养不良是指一个人摄入的能量、营养元素不足及过量或不均衡等情况，主要包括：①营养不足，如消瘦、发育迟缓、低体重；②微量元素不足或过度，如微量元素缺乏症（缺少重要的维生素或矿物质）、微量元素过量等；③营养过剩或不均衡，如超重、肥胖，以及与膳食不均衡相关的非传染性疾病（如心脏疾病、中风、糖尿病及某些癌症等）。

婴幼儿营养不良是指摄食不足或食物不能被充分吸收利用，以致能量缺乏，不能维持正常代谢，迫使机体消耗，出现体重减轻或不增、生长发育停滞、肌肉萎缩的病症，多见于 3 岁以下的婴幼儿。营养不良可影响婴幼儿的生长发育，并且有些营养素的缺乏所造成的损伤是不可逆的，对其成年后的智力、行为、学习和工作能力等都将带来极大影响。还有大量证据表明，生命早期体重快速增加（这可能发生在针对治疗或预防营养不良的干预措施中）提高了成年肥胖的风险（Pch 等，2020）。

WHO 数据显示，5 岁以下婴幼儿营养不良（生长迟缓、消瘦或超重）情况普遍，南亚和非洲东南部婴幼儿营养不良患病率分别为 49.9%

和 42.1%，中东与北非以及非洲中西部婴幼儿营养不良患病率在 30% 以上（WHO，2015）。全球 5 岁以下的儿童中，有 1/3 未能健康成长。

对于中国而言，1990—2013 年，全国 5 岁以下婴幼儿低体重（按年龄的体重不足）患病率大幅下降至 2.4%，城市地区降至 1.5%，农村地区降至 3.1%。贫困农村地区儿童低体重患病率仍相对较高，为 5.2%。2013 年，生长迟缓患病率从 1990 年的 33.1% 降至 8.1%。在贫困农村地区，2013 年生长迟缓患病率仍相对较高，为 18.7%（图 2–2）。贫血仍是持续困扰中国儿童的一个问题，1992—2005 年，儿童贫血症患病率在 16% ～ 23% 浮动，整个时间段来看几乎没有下降。此后儿童贫血症患病率降至 2013 年的 10.9%（图 2–3），也就是说，大约 9 个孩子中有一个是贫血。在婴幼儿时期给予充足营养是解决各种形式营养不良的最佳时期。

2.2.2 肺炎

肺炎是 5 岁以下婴幼儿死亡的常见原因。肺炎是由病原体感染、吸入羊水及油类和过敏反应等引起的肺部炎症，主要临床表现为发热、咳嗽、呼吸急促、呼吸困难以及肺部啰音等（袁壮等，2002）。肺炎患儿体温可达 38 ～ 39℃，少数可达到 40℃。除呼吸道症状外，患儿可伴有精神萎靡、烦躁不安、食欲不振、腹泻等症状。婴儿常见拒食、呛奶、呕吐及呼吸困难等表现（王雪峰等，2005）。

WHO 统计显示，2000 年全球共有 1 732 000 例 5 岁以下婴幼儿肺炎死亡病例（WHO，2015），2015 年死亡病例为 920 000 例，下降 46.88%。南亚和撒哈拉以南非洲地区为 5 岁以下婴幼儿死亡高发地区，且有持续增长趋势（图 2–4）。2015 年，中国 5 岁以下婴幼儿肺炎死亡数量在全球

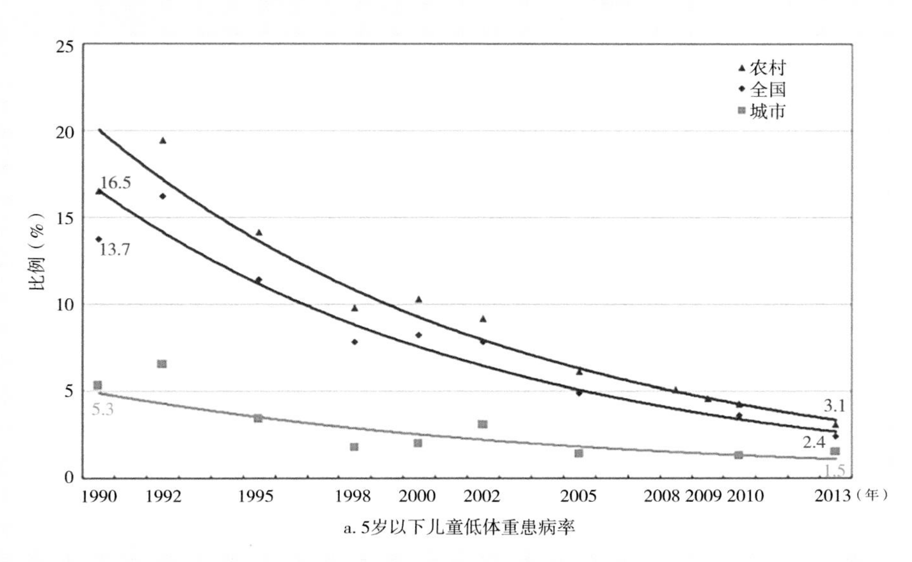

a. 5岁以下儿童低体重患病率

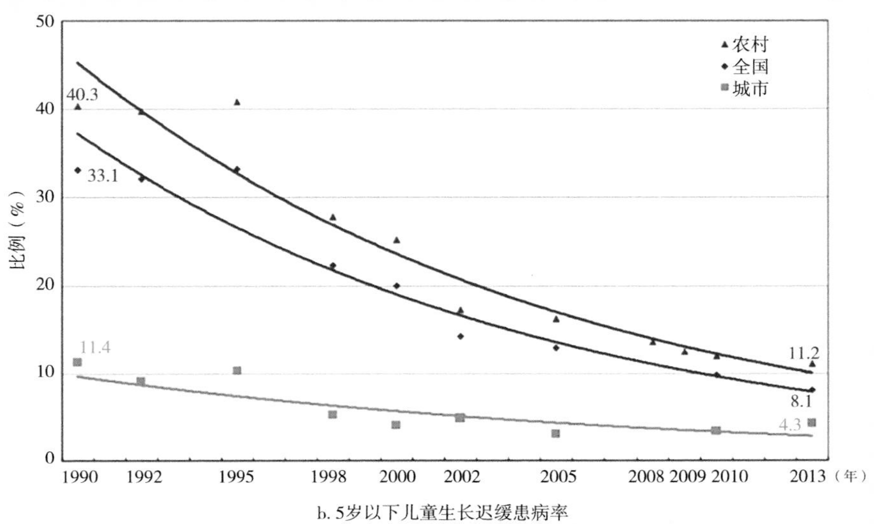

b. 5岁以下儿童生长迟缓患病率

图 2-2　中国 1990—2013 年 5 岁以下儿童营养不良患病率

（资料来源：国务院妇女儿童工作委员会办公室等，2018）

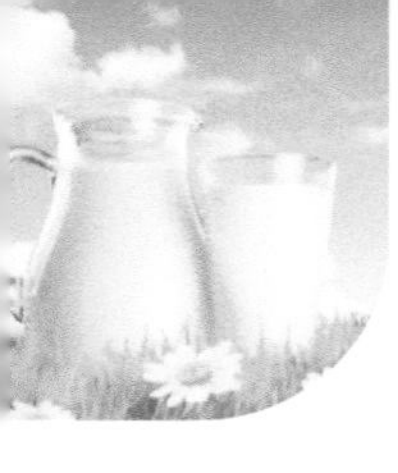

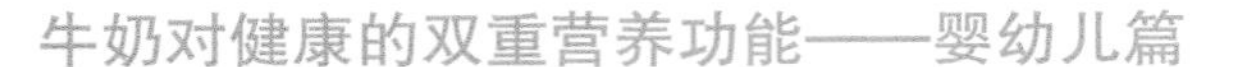

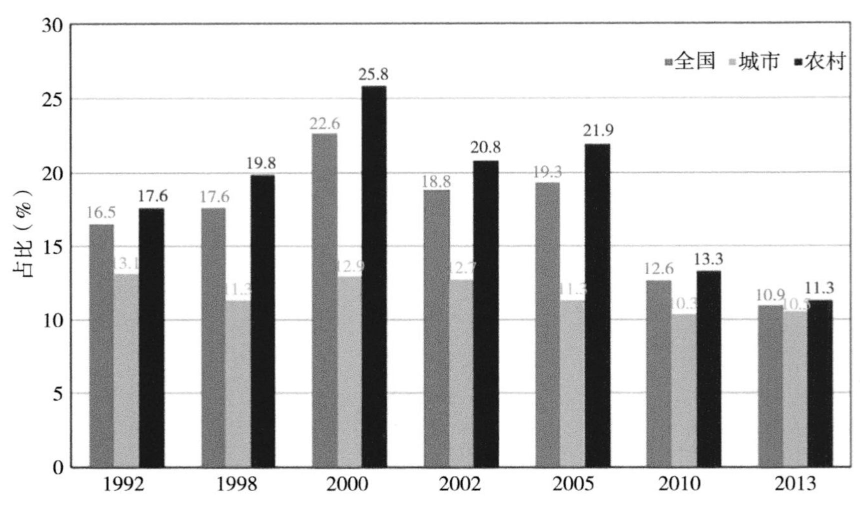

图 2–3　中国 1992—2013 年 5 岁以下婴幼儿贫血症患病率

（资料来源：国务院妇女儿童工作委员会办公室等，2018）

排第 9 位，为 22 000 例（图 2–5）。研究表明，导致儿童发生肺炎的主要危险因素是缺乏母乳喂养、营养不良、室内空气污染、出生体重低和缺乏免疫接种等（王雪峰等，2005）。

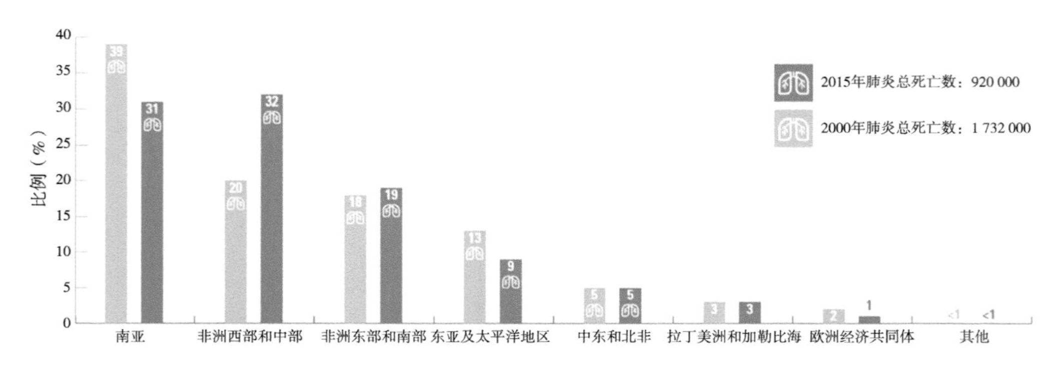

图 2–4　2000 年和 2015 年全球因肺炎导致的 5 岁以下婴幼儿死亡比例分布

（资料来源：WHO，2015）

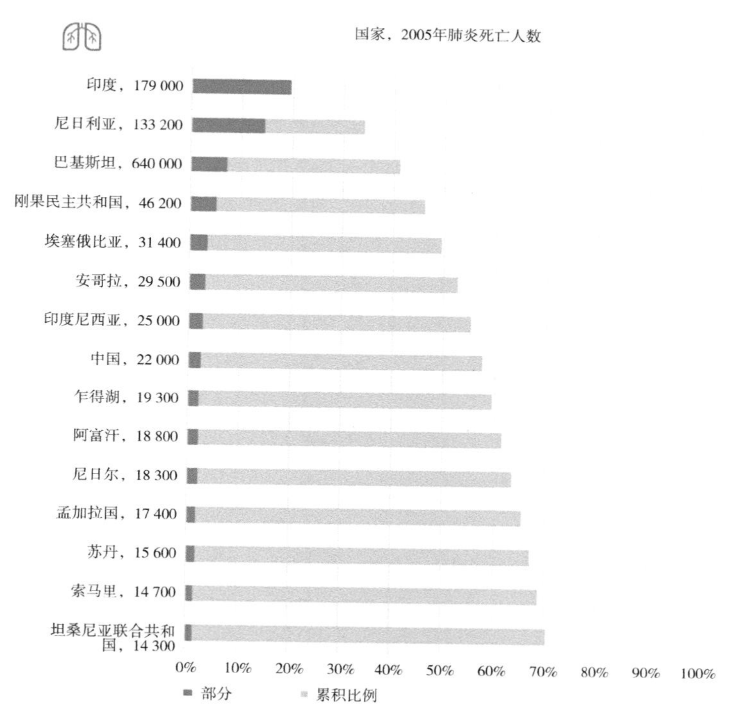

图 2-5　2015 年 5 岁以下儿童肺炎死亡人数最多的 15 个国家

（资料来源：WHO，2015）

2.2.3　腹泻

婴幼儿腹泻是一组多病因的临床综合征，为婴幼儿时期的常见病，是造成 5 岁以下儿童死亡的第二大病因。临床主要表现为大便次数增多、排稀便和电解质紊乱（Gao 等，2014）。据 WHO 数据统计显示（图 2-6），2000 年全球共有 1 212 000 例 5 岁以下婴幼儿腹泻死亡病例，2015 年死亡病例为 526 000 例，下降 56.6%，南亚和撒哈拉以南非洲地区是 5 岁以下婴幼儿腹泻死亡高发地区，且有持续增长趋势（WHO，2015）。

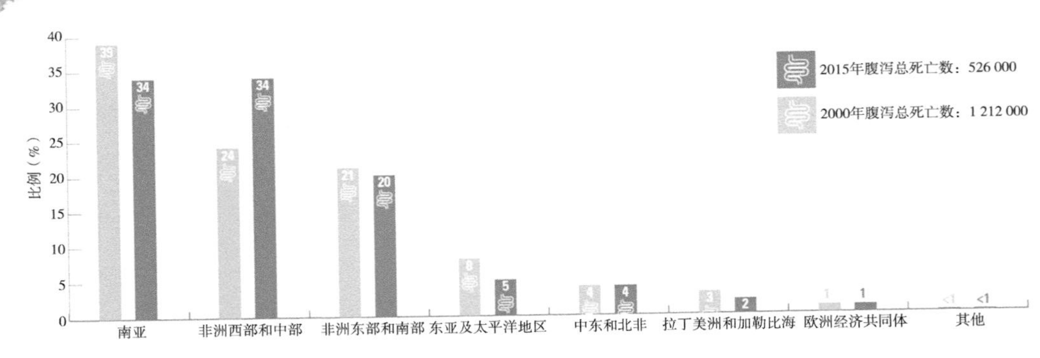

图 2-6　2015 年因腹泻导致的 5 岁以下儿童死亡比例分布

（资料来源：WHO，2015）

小儿腹泻有感染性与非感染性之分。非感染性腹泻包括饮食性腹泻、症状性腹泻、过敏性腹泻等，在儿童辅食添加太多太急、奶量过多或过少、气候变化等状态下，均有可能发生。同时，非感染性腹泻还可能是其他非胃肠道疾病的伴随症状，例如呼吸道感染引起的胃肠道反应、川崎病等。小儿腹泻的发病人数会在秋季达到高峰，因此又叫秋季腹泻。秋季腹泻多由轮状病毒感染所致，多见于 6 ～ 24 个月的婴幼儿，大于 4 岁的幼儿中少见。

2.2.4　坏死性小肠结肠炎

婴幼儿坏死性小肠结肠炎（NEC）为一种获得性的肠道疾病，是新生儿重症监护中引起新生儿死亡的重要病因之一（黄兰等，2020）。NEC 在早产儿或患病的新生儿中发生，以腹胀、便血为主要症状，其特征为肠黏膜甚至肠深层的坏死，最常发生在回肠远端和结肠近端（芦惠等，2020）。存活 NEC 患儿容易发生肠狭窄、短肠综合征、胆汁淤积症、生长发育落后及神经系统发育受损等严重并发症。

统计数据显示，美国活产儿的 NEC 发病率为 0.1% ～ 0.3%，发达国家极低出生体重儿的 NEC 发病率有差异，其中日本为 1.6%，意大利为 3.0%，美国为 6.9%（Battersby 等，2018）。2012—2013 年，英国重症 NEC 患儿的死亡率高达 46.5%（Battersby 等，2017）。

2.2.5 过敏

过敏是机体受抗原性物质（也称过敏原），如花粉、粉尘、食物、药物、寄生虫等刺激后，引起的组织损伤或生理功能紊乱，属于异常的或病理性的免疫反应。儿童过敏常常影响到皮肤、消化系统和呼吸系统，引起皮肤干燥、嘴唇肿胀、恶心呕吐及胸闷、呼吸不畅及打喷嚏流鼻涕等症状。

2020 年统计数据显示，食物过敏在全球范围内流行，儿童过敏性疾病为 21 世纪重点防护的疾病之一（Warren 等，2020）。在美国，2018 年一项基于 5 万多户家庭的人口横断面流行率调查结果显示，每 10 个成年人或每 12 个儿童中就有 1 人会产生由免疫球蛋白 E（IgE）介导的食物过敏反应（Gupta 等，2018，2019）。据中国城市婴幼儿过敏性疾病流行病学调查结果显示，近 20 年来，我国婴幼儿食物过敏发生率由 1999 年的 3.5% 上升至 11.1%（图 2-7）（Ma 等，2021）。2016 年中国统计数据显示（图 2-8），0 ～ 24 月龄婴幼儿发生过敏主要表现为皮疹瘙痒、眼鼻症状、胃肠道症状、喘息和口唇症状（王硕等，2016）。对儿童过敏性疾病的预防和早期干预治疗已成为妇幼保健和儿科临床工作的重要任务。

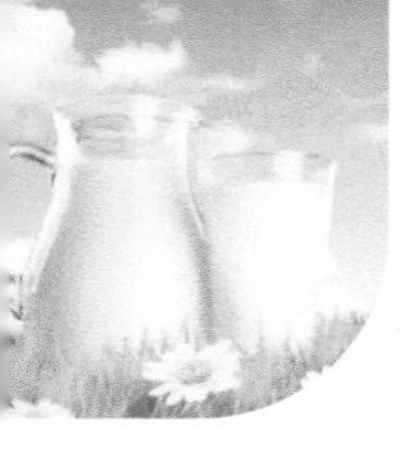

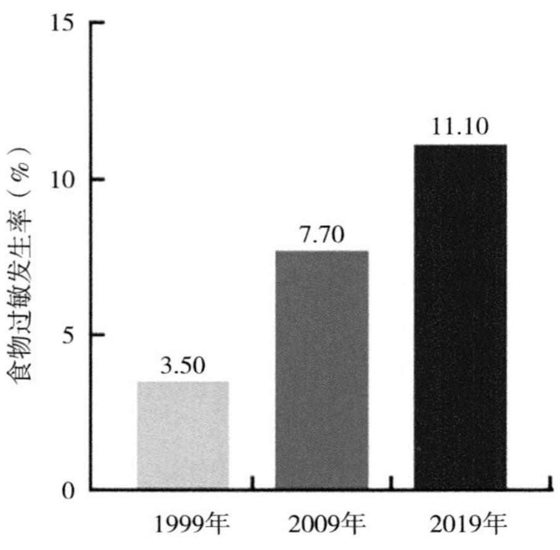

图 2-7　中国 1999—2019 年儿童食物过敏发生率

（资料来源：Ma 等，2021）

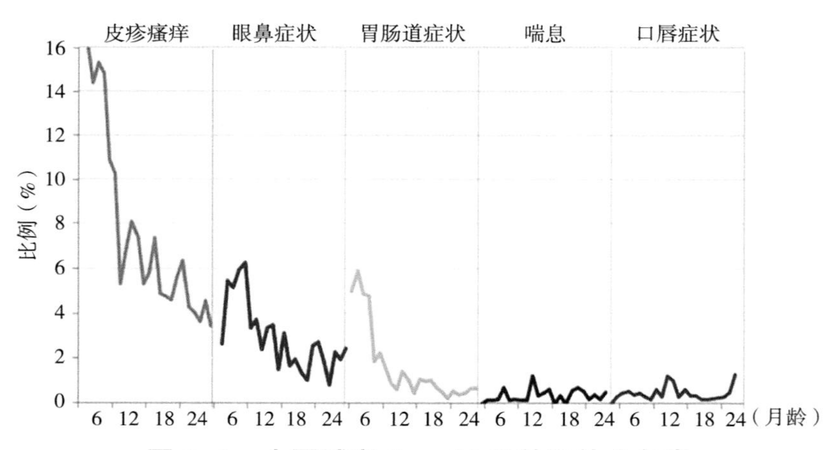

图 2-8　中国城市 0 ~ 24 月龄婴幼儿各类过敏性疾病症状现患率随月龄增长的变化趋势

（资料来源：王硕等，2016）

3

奶类对婴幼儿的基础营养功能

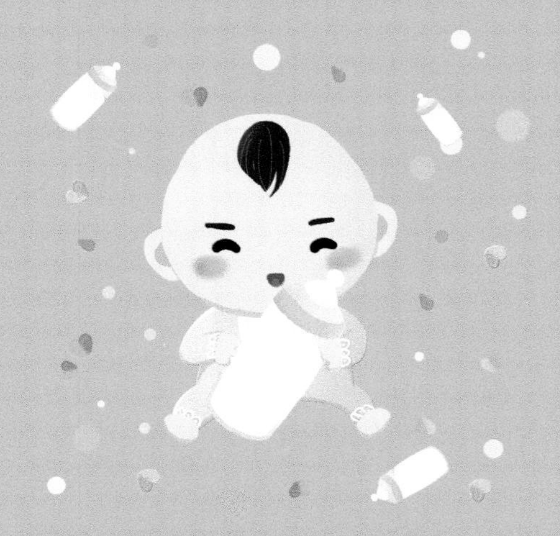

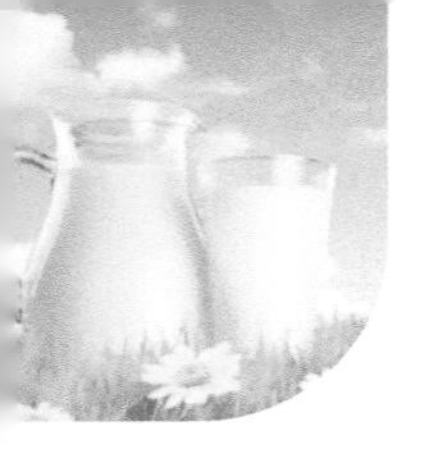

奶及奶制品是婴幼儿阶段膳食组成的主要成分之一。婴幼儿阶段是各类人群中奶类需求量最高、接触奶制品种类最多样的阶段。世界卫生组织和联合国儿童基金会建议，在6月龄前，婴幼儿靠母乳提供营养，6月龄后，应逐步添加营养丰富、安全的辅食。无论是在母乳阶段还是断奶后，奶及奶制品都是婴幼儿蛋白质、脂肪和能量的宝贵来源。《中国居民奶及奶制品消费指导》指出儿童正值快速生长发育期，需大量优质蛋白质、钙等营养。儿童应该从小养成食用奶及奶制品的习惯。奶制品种类繁多，可以选择液态奶、酸奶、奶酪、奶粉等，也可以进行自由搭配，例如早晚各一杯液态奶或奶粉，加餐时补充液态奶、酸奶和奶酪，还可以选择强化DHA、维生素A、维生素D、益生元等的儿童牛奶/奶粉，保证营养的全面摄入。

3.1 提高婴幼儿骨密度，促长高

许多学者针对奶制品与身高可能存在的线性关系进行了研究，发现婴幼儿时期摄入充足的奶制品可促长高（表 3–1）。在丹麦的一项研究中，对 150 名 2.5 岁的幼儿进行了为期一年的随访，发现身高和牛奶摄入量间呈正相关关系，每增加 100 g 的牛奶摄入量，身高增加 0.5 cm（图 3–1）。英国学者研究了儿童和青少年饮品摄入量、营养充足率和能量摄入与身高之间的关联，该研究纳入了 717 名新生儿（353 名男性，364 名女性）进行为期 17 年的跟踪调查，在 8 岁以前，每隔 3 ～ 6 个月对其营养摄入量进行为期 3 天的记录，8 岁以后，每隔两年对其营养摄入量进行为期 3 天的记录，结果发现，在整个儿童和青少年时期，每天额外摄入 236 mL 牛奶，身高平均增加 0.39 cm（Marshall 等，2018）。2020 年，Duan 等（2020）研究了中国学龄前儿童奶制品摄入量与身高线性增长的关系，其在 2013 年对 6 岁以下儿童进行了全国代表性调查（中国营养与健康监测），采用分层多阶段整群抽样方法收集中国 30 个省份 55 个县的 12 153 名 2 ～ 4 岁儿童的食物问卷调查信息，计算年龄别身高 z 评分（HAZs），并使用 2006 年 WHO 生长标准估计儿童生长发育状况。结果显示，大约 39.2%（4 759/12 153）的儿童每天至少食用 1 次奶制品，11.9%（1 450/12 153）的儿童在进行问卷调查的前一周至少食用一次奶制品，48.9%（5 944/12 153）的儿童在前一周没有食用任何奶制品。每天或每周至少摄入 1 次奶制品的儿童的 HAZs 比不摄入奶制品的儿童高 0.11 分或 0.13 分。中国学龄前儿童的奶制品摄入量较低，提高奶制品摄入量可能是改善我国学龄前儿童身高的有效可行措施。

表 3–1　婴幼儿奶及奶制品摄入量和身高变化研究

国家（收入类别）	研究数量（人）	年龄（岁）	试验设计 / 数据资料	方法	相关关系	结果	参考文献
美国（高收入国家）	1 002	2 ～ 4	1999—2002 年全国健康和营养调查	24 h 召回，对过去 30 天的牛奶消费量进行排名	正相关	每天摄入牛奶的儿童比不经常摄入牛奶的儿童高	Wiley 等，2009
	201	2 ～ 17	1999—2004 年全国健康和营养调查及文献回顾	—	正相关	母乳摄入量与身高的线性关系适用于儿童早期和青春期	Wiley 等，2012
	8 950	4 ～ 5	纵向研究	家长访谈，包括饮品摄入的类型和频率	正相关	4 岁时，摄入更多牛奶的儿童身高更高；与每天摄入 ≥ 4 次牛奶的儿童相比，每天喝 < 1 次牛奶的儿童身高低 1cm/ 次	Deboer 等，2015
	717	2 ～ 17	纵向研究	以 3 ～ 6 月时间间隔，通过饮品摄入频率问卷收集（n= 708）	正相关	在整个儿童和青少年时期，每天额外摄入 236 mL 牛奶，身高平均增加 0.39 cm	Marshall 等，2018

续表

国家（收入类别）	研究数量（人）	年龄（岁）	试验设计 / 数据资料	方法	相关关系	结果	参考文献
芬兰（高收入国家）	90	0 ～ 3	病例对照	分别在 1 岁、2 岁和 3 岁时连续 3 天记录食物摄入	正相关	不摄入牛奶组儿童生长速度慢于对照组（正常摄入牛奶组）	Tuokkola 等，2017
中国（中高收入国家）	12 153	2 ～ 4	2013 年全国健康和营养调查	设计膳食问卷调查（包含摄入食物种类及频率）	正相关	奶制品摄入量与较高的身高分数和较低的发育迟缓风险显著相关，即与未摄入奶制品的儿童相比，每天至少摄入 1 次奶制品的儿童发育迟缓的风险降低 28%	Duan 等，2020

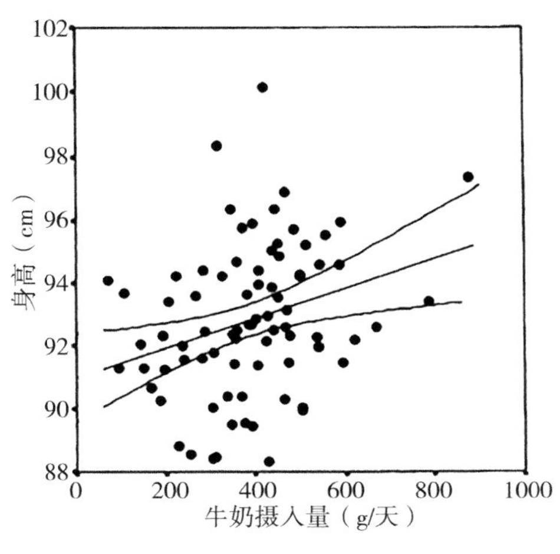

图 3-1　牛奶摄入量与身高关系

（资料来源：Hoppe 等，2004）

另外，也有学者探究了奶制品中的营养成分与婴幼儿体重增加的关系（表 3–2）。根据对国内外 9 项研究（包括观察性和随机临床试验）的结果进行荟萃分析，发现钙摄入量（来自富含钙的食物、奶制

表 3–2　牛奶和其他奶制品的消耗量以及婴幼儿体重随时间的变化关系

对象	干预	结果与结论	影响	参考文献
n=53（29 名男孩） 年龄：2 ～ 3 岁，为期 6 年的随访，美国	膳食钙和奶制品总量	奶制品消费与较低的体脂率相关	奶制品与肥胖显著负相关	Carruth 等，2001
n=852（466 名男孩） 年龄：2 岁，为期 1 年的随访，美国	奶制品和牛奶（全脂和脱脂）	2 岁时奶制品或牛奶（全脂 / 低脂）的摄入量与身体质量指数（BMI）z 评分或与 3 岁时超重风险无关联	奶制品与肥胖无显著相关关系	Huh 等，2010
n=8 300（4 200 名男孩） 年龄：4 岁，为期 2 年的随访，美国	牛奶（全脂或脱脂）	在 2 年的随访中，4 岁时饮用全脂牛奶或低脂牛奶与 BMI z 评分的变化无关联	牛奶与肥胖无显著相关关系	Scharf 等，2013
n=362（183 名男孩） 年龄：18 个月，为期 8 年的随访，澳大利亚	奶制品	较高的奶制品消费量（占总能量的百分比）与 8 岁时 BMI 呈负相关	奶制品与肥胖显著负相关	Garden 等，2011
n=49 年龄：3 ～ 6 岁，为期 3 年的随访，美国	3 ～ 6 岁时连续 3 天记录饮料摄入量	牛奶摄入量与儿童腰围的增长呈负相关	牛奶与肥胖显著负相关	Kral 等，2008
n=14 224（6 866 名男孩） 年龄：2 ～ 5 岁，为期 2 ～ 5 年的随访，瑞士	奶油、奶酪、冰淇淋	2 ～ 5 岁时的奶酪摄入量与超重或肥胖呈正相关，而奶油与 5 岁时的超重或肥胖呈负相关	奶酪与超重或肥胖显著正相关；奶油与超重或肥胖显著负相关	Huus 等，2009
n=103 年龄：3 ～ 5 岁，为期 12 年的随访，美国	牛奶	3 ～ 9 岁时牛奶摄入量高与 15 ～ 17 岁时体脂率呈负相关	牛奶与肥胖呈显著负相关	Hasnain 等，2014

品和钙补充剂）与儿童和青少年体重增加呈负相关（Li 等，2016）。钙影响能量平衡，进而影响体重的机制有可能与细胞内电离钙对脂肪细胞代谢的影响有关。Gonzalez 等（2012）在研究中指出，当膳食钙摄入量增加到 800 mg/ 天时，脂肪氧化水平将增加 11%，且当钙摄入量较低（＜700 mg/ 天）时，影响更为明显。此外，膳食钙可能通过增加粪便脂肪排泄而发挥抗肥胖作用。具体来说，钙通过与脂肪酸结合形成不溶性钙皂，或通过与磷酸盐和胆汁酸结合形成沉淀，干扰胃肠道中的脂肪吸收，从而减少饮食中的可消化能量，导致能量负平衡（Jacobsen 等，2004）。Christensen 等（2010）对 15 项研究的荟萃分析表明，从补充剂和奶制品中增加 1 241 mg/ 天的钙摄入量可使粪便脂肪排泄量增加 5.2 g/ 天。也有一些证据表明，奶制品中的钙比钙补充剂具有更强的效果，这可以归因于钙与奶制品中存在的几种生物活性化合物的协同作用，如支链氨基酸亮氨酸（Sanders 等，2012）。

3.1.1 蛋白质

蛋白质是生命的基础，是婴幼儿生长发育尤为重要的营养素。婴幼儿配方奶粉中较高的蛋白质浓度被认为是导致配方奶粉喂养和母乳喂养婴儿生长差异的因素之一。

胰岛素样生长因子 –1（IGF–1）。牛奶中有几种成分被认为具有促进生长的作用，IGF–1 在其中发挥着重要作用。研究发现，儿童体内 IGF–1 含量会随着牛奶摄入量的增加而增加，一周内大量摄入牛奶（1.5 L/ 天）会导致 8 岁男孩体内的 IGF–1 和胰岛素水平显著增加，而摄入等量或大量的肉类蛋白质后，IGF–1 或胰岛素含量则无明显变化（Hoppe 等，2005）。在印度，研究者对 209 个新生儿进行为期 2 年的随访试验发现，牛奶摄入量（＜250 mL、250～500 mL、＞500 mL）可影响 IGF-1 浓度，其中每天摄入大于 500 mL 牛奶儿童组的 IGF-1 浓度最高（Wiley 等，2018）。一项对 2.5 岁健康、营养良好的丹麦儿童进行的研究也得出了同样的结论（Ca Milla 等，2004）。

α-乳白蛋白。α-乳白蛋白是母乳中主要的乳清蛋白，是必需氨基酸的丰富来源。给婴儿喂食富含牛 α-乳白蛋白（14 g/L 蛋白质，其中 α-乳白蛋白 2.2 g/L）的配方奶粉后，婴儿生长状况良好，表现出良好的胃肠道耐受性（Lien 等，2004）。Trabuls 等（2011）评价了富含 α-乳白蛋白配方奶粉对婴幼儿生长、蛋白质标记物的影响，试验纳入了 336 名平均年龄（9.6±2.9）天的健康足月婴儿，随机分为标准配方组、高 α-乳白蛋白组，并以母乳组为对照，试验期 120 天。结果显示，富含 α-乳白蛋白配方奶粉对婴幼儿是安全的，并促进婴幼儿适龄生长，婴儿的增重介于标准配方组和母乳组之间。

氨基酸平衡。高质量蛋白质和氨基酸含量平衡也可能对儿童生长起到关键作用。Manary 等（2016）讨论了高质量蛋白质在急性营养不良恢复中的重要性，通过可消化必需氨基酸评分（DIAAS）衡量的蛋白质质量与体重增加的相关性最强，而喂食 DIAAS 评分较高的奶制品蛋白质与婴幼儿更好的生长有关。

3.1.2 脂肪酸

肠道微生物群可能通过发酵不可消化的膳食成分产生短链脂肪酸（SCFA）。这些 SCFA 不仅对肠道健康有重要作用，而且作为信号分子，还可能进入人体循环，直接影响外周组织的代谢或功能。研究显示，SCFA 与体重有关系。与瘦人相比，肥胖症患者粪便中 SCFA（尤其是丙酸）浓度增加，拟杆菌与厚壁菌的比值降低（Fernande 等，2014），提示肥胖患者的肠道和粪便 SCFA 可能增加。在动物上的研究表明，使用 SCFA 治疗可减少或逆转体重增加，降低肥胖率。在肥胖小鼠中，口服丁酸钠可通过增加能量消耗和脂肪氧化，从而减轻体重。此外，在不改变食物摄入或活动水平的情况下，给喂食高脂肪饮食的小鼠服用丙酸盐和丁酸盐可减轻体重并提高胰岛素敏感性（Besten 等，2015）。在肥胖大鼠中，6 个月的醋酸盐注射（5.2 mg/kg 体重）提高了氧化和葡萄糖代谢相关基因的表达，并增加骨骼肌中的单磷酸腺苷激活蛋白激酶（AMPK）活性（Yamashita 等，2009）。

亚麻酸和 α－亚麻酸（ALA）。亚麻酸和 ALA 是合成婴幼儿生长所需的长链多不饱和脂肪酸（LCPUFAs）的前体物，如二十二碳六烯酸（DHA，C22:6 n–3）和花生四烯酸（AA），并且婴幼儿合成的 DHA 量在一定程度上受到膳食脂肪中亚油酸（LA）与 α－亚麻酸（ALA）比例（LA∶ALA）的限制，因此适宜的 LA 与 ALA 比例，对于婴幼儿合成多功能活性脂肪酸以及生长发育具有重要意义。Makrides 等（2020）将招募的 73 名新生儿以双盲方式随机分配至 LA∶ALA 为 10∶1（*n*=36）、5∶1（*n*=37）的不同配方奶粉喂养组，试验期为婴儿出生至 34 周龄，同时以母乳喂养婴儿作为对照。分别在 6 周龄、16 周龄和 34 周龄评估婴儿生长和体内脂肪酸状况。结果显示，LA∶ALA 为 5∶1 配方奶粉喂养的婴儿血浆和红细胞磷脂中 DHA 浓度高于 10∶1 配方奶粉喂养的婴儿，但 DHA 浓度仍低于母乳喂养的婴儿，喂食 5∶1 配方奶粉组的婴儿比喂食 10∶1 配方奶粉组的婴儿更重、更高、头围更大。在 16 ～ 34 周龄，母乳喂养的婴儿体重和体长增长低于配方奶粉喂养的婴儿。

二十二碳六烯酸（DHA）和二十碳五烯酸（EPA）。DHA 与 EPA

都属于 n–3 多不饱和脂肪酸（n–3 PUFA），对于婴幼儿智力和视力发展至关重要，主要从母乳及其他食物中获得。澳大利亚学者的一项研究纳入了 420 名孕期女性，将出生后的婴儿分为两组，其中试验组每日补充 650 mg n–3 PUFA（包括 208 mg DHA 和 110 mg EPA），从出生起补充至 6 月龄，而对照组则同期使用橄榄油作为安慰剂。此补充剂量远高于澳大利亚当地母乳中 DHA 与 EPA 的平均含量，分别在婴幼儿 6 个月、2.5 岁、5 岁时进行随访。结果显示，5 岁随访时，n–3 PUFA 补充组儿童的腰围较对照组降低 1.1 cm（P=0.048），调整协变量后结果仍有显著差异（0.8 cm，P=0.008）。成人中，腰围是判定中心型肥胖的一项重要指标，与内脏脂肪量及心血管代谢紊乱风险相关。腰围每增加 1 cm，心血管事件发生率平均增加 2%。而在儿童中，腰围是成人早期出现代谢综合征指标异常的强相关因素。5 岁随访时，试验组男童体内的胰岛素浓度较对照组男童显著降低 21%（P=0.008），根据稳态模型评估出的试验组男童胰岛素抵抗情况也显著优于对照组（P=0.02）。

棕榈酸。棕榈酸是一种在动物及植物内普遍存在的脂肪酸之一，在牛油、奶酪、牛奶及肉类中均存在。Sn–2 棕榈酸是一种具有独特脂肪结构的脂肪酸，且被认为是最接近母乳脂肪结构的母乳脂肪代替品。母乳中总脂肪酸的 17% ～ 25% 为棕榈酸，其中约有 70% 的棕榈酸连在分子主链的 Sn–2 位上，也称为 β – 棕榈酸（OPO 结构脂肪），即分子主链 Sn–1、Sn–3 位为不饱和脂肪酸油酸（O），Sn–2 位为饱和脂肪酸棕榈酸（P）（Mu 等，2004）。由于脂肪酶的专一性，在小肠中，Sn–1、Sn–3 位三酰甘油在脂肪酶的直接作用下形成游离的脂肪酸，而 Sn–2 位的脂肪酸则与三酰甘油一起，以单甘酯脂肪酸形式被吸收。也就是 β – 棕榈酸中的棕榈酸不会被脂肪酶分解成游离脂肪酸，而是以 Sn–2 单甘酯的形式被吸收利用。

随着配方奶粉中 β－棕榈酸含量增加，婴儿肠道内钙的吸收率也明显增加。钙吸收率的高低会直接影响婴儿骨骼发育。Litmanovitz 等（2013）利用超声法评估不同含量 β－棕榈酸喂养足月儿的骨骼发育情况，发现分别以母乳、14% 和 43% 含量的 β－棕榈酸配方奶粉喂养婴儿 12 周，在喂养开始时和第 6 周时，三组的骨骼超声音速无显著差异，而在第 12 周时以含 43% 的 β－棕榈酸配方奶粉喂养婴儿的骨骼超声音速为 2 896 m/s，高于以含 14% 的 β－棕榈酸配方奶粉喂养的婴儿（2 825 m/s），且接近母乳喂养的婴儿（2 875 m/s）。表明增加配方奶粉中 β－棕榈酸含量至 43% 时，可促进婴儿骨骼发育，并且喂养效果接近母乳喂养。

3.1.3 乳寡糖

人乳寡糖（HMOs）是母乳中的重要成分，含量仅次于乳糖和脂肪，略高于蛋白质。HMOs 由特异的糖基转移酶合成，通过 5 种单体加乳糖分子以各种不同的组合排列构成，目前已确定的结构超过 200 多种。这 5 种单体分别是 N－乙酰葡萄糖胺、D－葡萄糖、D－半乳糖、L－岩藻糖、N－乙酰神经氨酸。根据乳糖分子上连接的单体，可将 HMOs 分为三大类：盐藻糖基化的中性 HMOs（35% ～ 50%）、唾液酸化的酸性 HMOs（12% ～ 14%）和非盐藻糖基化的中性 HMOs（42% ～ 55%）等。HMOs 在肠道菌群定植和肠道免疫屏障的建立中发挥着重要作用，从而促进了生命早期免疫系统的成熟。

Lagström 等（2020）招募 802 位母婴开展了研究，采用高效液相色谱法对母乳样品中 HMOs 成分进行分析，并从诊所收集 3 个月至 5 岁的婴幼儿生长数据，并将其与母亲的 HMOs 组成数据联系起来，以检验相关性。结果发现，分娩后 3 个月的母亲 HMOs 组成与分泌型［由岩藻糖基转移酶 2（FUT2）基因决定，分为分泌型（FUT2 正常表达）和非分泌型（FUT2 突变，不能正常表达）］与孩子出生后 5 年的身高和体重有关。具体来说，在孕妇孕前身体质量指数（BMI）、分娩方式、幼儿出生体重、性别和时间调整的模型中，HMOs 多样性与乳糖 –n– 新四糖（LNnT）浓度呈负相关，2′– 岩藻糖基乳糖（2′–FL）浓度与儿童的年龄别身高 z 评分及年龄别体重 z 评分直接相关，孕妇孕前 BMI 与 HMOs 组成相关。研究表明：① 母乳的 HMO 组成随孕妇孕前 BMI 的不同而不同；② HMOs 可能是母乳对婴幼儿生长发育的调节因子（Lagström 等，2020）。如果与特定的 HMOs 和婴幼儿生长模式建立了因果关系，则可能发展出新的营养干预措施，即调节母乳中 HMOs 的组成，或为婴幼儿提供特定的 HMOs，以促进其健康成长。

3.1.4 矿物质

牛奶中钙含量与婴幼儿生长也密切相关。Specker 等（2003）招募了 239 名 3 ～ 5 岁的儿童并将其随机分为两组，分别补充钙（1 000 mg/ 天）或安慰剂。在 0 和 12 个月时，通过双能 X 线骨密度仪测量全身和局部骨矿物质含量，结果发现，与安慰剂组相比，额外摄入钙后，儿童骨矿物质含量显著增加。Black 等（2002）评估了 50 名 3 ～ 10 岁不饮用牛奶的儿童（女童 30 人，男童 20 人）的骨矿化情况，同时采用饮食问卷记录当前的膳食钙摄入量，发现这些儿童膳食钙摄入量较低［（443±230）mg/ 天］，与同社区、同年龄摄入牛奶的儿童相比，不饮用牛奶的儿童身高矮、骨架小、骨矿物质含量低情况突出，其中 12% 的儿童发生过骨折。

锌是生长、合成和维持体重及免疫功能所必需的，在核酸合成、蛋白质消化和合成、碳水化合物代谢、骨代谢、氧转运和抗氧化防御等重要过程中发挥重要作用。在营养不良发生率较高的人群中，锌通常是饮食中的限制性生长营养素（Ⅱ型营养素）。研究表明，补充锌对学龄前儿童生长有积极影响（Brown 等，2002）。锌的饮食来源包括海鲜、肉类、坚果和奶制品。全谷物中锌含量高，但由于植酸含量高（锌的强螯合剂），生物利用度通常很低。钙对锌的利用率也有负面影响。Golden 等（2009a）建议，对于中度营养不良的儿童，食物中锌的营养密度应为 13 mg/1000 kcal*，这个水平非常高，很难达到。肉类和大型鱼类的锌含量通常远低于 13 mg/1000 kcal 的水平，牛奶的锌含量约为 6 mg/1000 kcal，其建议的锌营养密度只能通过额外补充来达到。

* 1kcal ≈ 4.1859kJ，全书同。

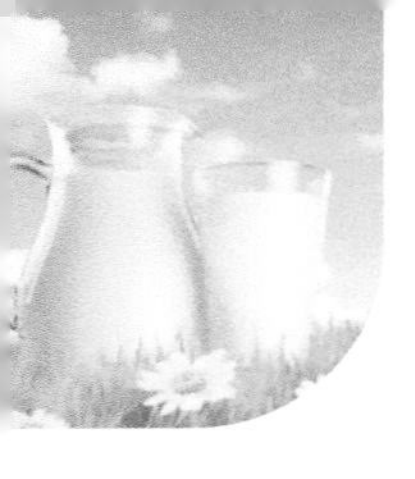

3.2　促进婴幼儿胃肠道发育，增强免疫

《中国婴幼儿胃肠道舒适调查研究白皮书》中的临床数据显示，30%以上的 0 ～ 3 个月新生儿经常出现胃肠道不适；胃肠道舒适与否影响着婴幼儿的生长、免疫力和智力发育，因此保证婴幼儿胃肠道舒适，是促进婴幼儿健康成长的关键。目前关于奶制品与婴幼儿胃肠道发育的研究主要集中在发酵乳上。发酵食品很大一部分充当了微生物的载体，可提供与健康相关的微生物代谢产物。一项系统性的评价研究评估了酸奶和发酵奶制品对婴幼儿健康的影响，其中包括随机对照试验、观察性研究和前瞻队列研究，5 项研究结果都表明食用酸奶对肠道微生物菌群的组成有积极的影响，例如可促进双歧杆菌等有益菌增殖、缓解腹泻，表明婴幼儿食用酸奶对健康有益（Sharon 等，2019）。日本学者研究了发酵乳（含干酪乳杆菌 Shirota 菌株）对 23 名儿童（14 名男孩，9 名女孩）肠道发育的影响，发现摄入发酵乳后，双歧杆菌和总乳酸杆菌数量显著增加，肠杆菌科、葡萄球菌和产气荚膜梭菌数量显著降低。在停止摄入发酵乳的 6 个月内，粪便微生物群和肠道环境的模式恢复到摄入前水平，说明定期摄入含益生菌的发酵乳产品可能会改变学龄前和学龄儿童的肠道菌群组成和肠道环境，同时维持菌群的稳态（Wang 等，2015）。一项关于

膳食结构与儿童健康的研究选择 82 485 例日本儿童为研究对象，采用饮食及就医情况问卷调查方法分析，结果表明每周食用酸奶 3 ～ 6 次的婴幼儿胃肠道发育优于每周食用 1 次酸奶的婴幼儿，其胃肠炎的发病率明显低于每周食用 1 次酸奶的婴幼儿（Nakamura 等，2019）。

牛奶、乳清和初乳中含有通过主动和被动机制增强免疫系统的成分，主动免疫增强涉及免疫系统的细胞活动改变，而被动免疫增强涉及能够抵抗病原体的分子的增加，如抗体、寡糖和糖缀合物。牛奶中存在多种免疫因子，包括免疫球蛋白、乳铁蛋白、乳过氧化物酶、溶菌酶和寡糖，是先天免疫防御系统的一部分。牛初乳还可改变胃肠道的生长、功能和分化。有研究表明，初乳具有以下功能：①可改善肠道通透性问题；②可减少肠道细菌的过度生长。在大鼠中，牛初乳和羊奶对缓解高热引起的胃肠道通透性增加同样有效。然而，初乳的有效剂量比羊奶低（Prosser 等，2004）。从初乳喂养的小鼠的派尔集合淋巴结（Peyer’s patch）中分离出的肠上皮内淋巴细胞显示出辅助性 T 淋巴细胞 1（Th1）样反应，其特征是在触发 T 细胞受体时产生完整的干扰素，但白细胞介素 -4（IL-4）、白细胞介素 -10（IL-10）的产生量降低，而粪便免疫球蛋白 A 的浓度和肠道菌群分布没有改变，提示牛初乳可能直接刺激肠上皮内淋巴细胞产生 Th1 偏倚反应和抑制 Th2 偏倚反应。

3.2.1 蛋白质

乳铁蛋白。乳铁蛋白对于婴幼儿肠道、免疫功能发育的影响主要体现在 3 个方面：①可促进肠道形态学的完整；②调节肠道菌群，促进有益菌增殖，抑制有害菌黏附；③促进免疫细胞增殖。有研究显示，在仔猪出生后至 14 天，饲喂乳铁蛋白（1.0 g/L 或 3.6 g/L）时，仔猪肠道隐窝深度和面积显著增加，肠内细胞增殖显著增加。经 3.6 g/L 牛源乳铁蛋白（bLF）处理的仔猪隐窝细胞中 β–连环蛋白（β–catenin）的 mRNA 表达量增加了 3 倍。β–catenin/Wnt 信号通路是肠道增殖的主要调节因子，而 Wnt 通路的激活已经被证明是通过 β–catenin 的表达增加隐窝的大小（Reznikov 等，2014）。

肠道微生物群的发育是肠道和免疫发育的重要组成部分，并受饮食的影响。低出生体重婴儿喂养含 1 g/L bLF 的婴幼儿配方奶粉 14 天后，婴儿粪便中双歧杆菌增加（Oda 等，2014）。给足月婴儿喂食含 1 g/L bLF 的婴幼儿配方奶粉 90 天，发现 bLF 组中 57% 的婴幼儿粪便中双歧杆菌数量显著增加。有报道称婴儿粪便中双歧杆菌和乳酸杆菌数量与分娩后 3 天粪便中乳铁蛋白的浓度呈显著正相关（Roberts 等，1992）。同时，作为一种抗菌剂，乳铁蛋白可通过与细菌膜中带负电荷的部分［革兰氏阴性细菌中的脂多糖（LPS）和革兰氏阳性细菌中的脂磷壁酸］相互作用而具有杀菌作用。

乳铁蛋白也可直接与宿主的免疫系统相互作用从而发挥免疫保护的作用。日粮 bLF 对动物全身和黏膜免疫均有影响。此外，饲喂 bLF 的仔猪脾脏和肠系膜淋巴结细胞分泌的细胞因子浓度较高。如饲喂 3.6 g/L bLF 的仔猪脾脏细胞在未受刺激或受体外 LPS 刺激后，比对照组或饲喂 1.0 g/L bLF 组仔猪脾脏细胞分泌的 IL–10 浓度更高（Buck 等，2017）。与饲喂对照配方的仔猪相比，饲喂 3.6 g/L bLF 的仔猪脾脏细胞在体外 LPS 刺激下产生更多的肿瘤坏死因子（TNF–α）。

A2 β–酪蛋白。牛奶中蛋白质含量为 3% 左右。蛋白质主要分为乳清蛋白和酪蛋白两大类，其中酪蛋白中又分为 β–酪蛋白、κ–酪蛋白和 α–酪蛋白，而 β–酪蛋白约占蛋白质总量的 30%，可细分为 A1、

A2、A3、B、C 等 13 种亚型，最为普遍的是 A1 和 A2 β – 酪蛋白。

A1 和 A2 β – 酪蛋白的蛋白质结构存在差异，A1 β – 酪蛋白在消化过程中可生成一种外啡肽，即 β – 酪啡肽 –7（BCM–7）。且 A1 β – 酪蛋白或 BCM–7 与婴儿的 Ⅰ 型糖尿病风险升高、过免反应、消化功能紊乱等疾病存在一定的关联。基于 A2 β – 酪蛋白制成的配方奶粉因其不含 A1 β – 酪蛋白，更有利于促进婴幼儿的生长发育。一项研究以轻至中度牛奶不耐受儿童为对象进行试验，以比较普通牛奶（含 A2 和 A1 β – 酪蛋白）和仅含 A2 β – 酪蛋白的牛奶对胃肠道疾病、肠道炎症和认知的影响。结果发现，摄入仅含 A2 β – 酪蛋白牛奶组儿童胃肠道不适症状明显低于普通牛奶组儿童，且其认知能力明显高于普通牛奶组儿童（Sheng 等，2019）。

3.2.2 脂肪酸

研究表明，Lucas 等（1997）给早产儿分别喂食了含 8.4%、28% 和 74%（占总脂肪酸的比例）Sn–2 棕榈酸酯的配方奶粉，结果显示，喂食含 74% Sn–2 棕榈酸酯配方奶粉的婴儿，其粪便中脂肪酸钙皂含量明显降低。这表明，提高婴幼儿配方奶粉中 Sn–2 棕榈酸酯含量可以明显提高肠道对脂肪酸和钙的吸收效率。Nowacki 等（2014）对 Sn–2 棕榈酸酯配方奶粉及普通奶粉进行了对照研究，对 165 名健康婴儿进行不同配方奶粉喂养，在第 14 天和 28 天分别对婴儿的粪便、棕榈酸酯皂和钙浓度进行检测，结果显示，相比低 Sn–2 棕榈酸酯喂养组，高 Sn–2 棕榈酸酯喂养组的婴儿，其粪便的硬度、棕榈酸酯皂和钙浓度显著降低，同时 Sn–2 棕榈酸酯的添加能够促进大便软化（Nowacki 等，2014）。

支链脂肪酸（BCFA）是沿着碳链带有一个或多个甲基的一组脂肪

酸。BCFA 主要由胎儿的皮肤脂质分泌，占总脂肪酸的 29%。在妊娠的最后一个月，胎儿可从子宫内膜摄取约 180 mg BCFA，而胎粪中仅发现 16 mg BCFA，表明大多数 BCFA 可能在运输过程中被保留并参与肠道发育（Ran–Ressler 等，2008）。后来，Liu 等（2017）使用体外模型，证明 BCFA 很容易被摄取、代谢并纳入人胎儿肠上皮细胞的细胞脂质。此外，*iso*–C14:0、*iso*–C16:0、*iso*–C18:0、*anteiso*–C15:0、*anteiso*–C17:0 等 BCFA 在肠上皮细胞系中被证实具有抗炎作用。这些研究表明，BCFA 可能在人类早期肠道发育中发挥重要作用。

3.2.3 乳寡糖

由于含有羟化自由基和唾液化自由基，人乳寡糖（HMOs）不能被胃肠道消化酶消化，而是由结肠中肠道微生物群发酵。HMOs 主要通过 3 方面对婴幼儿肠道发挥保护作用：①促进有益的双歧杆菌和某些乳酸菌丰度增加；②其与肠黏膜表面黏多糖相似，可以作为诱饵受体结合致病菌，防止病原体黏附肠上皮细胞；③可以调节黏蛋白和多糖表达，通过 Toll 样受体发挥免疫调节作用。

Asakuma 等（2011）测试双歧杆菌和乳酸杆菌降解单个 HMOs 结构的能力。他们发现长双歧杆菌亚种 ATCC 15697 和婴儿双歧杆菌 M–63 能发酵 3′– 唾液酸乳糖（3′–SL）、6′– 唾液酸乳糖（6′–SL）、2′– 岩藻糖基乳糖（2′–FL）和 3′– 岩藻糖基乳糖（3′–FL），而婴儿双歧杆菌和短双歧杆菌 ATCC 15700 只能发酵乳酰 –N– 新四糖（LNnT）。在乳酸杆菌中，嗜酸乳杆菌 NCFM 能够最有效地降解 LNnT，表明 HMOs 可通过选择性地促进有益菌的增殖调节肠道菌群的结构。

HMOs 在结构上与肠黏膜聚糖相似，因此可以作为诱骗受体，结合肠道内的致病菌，防止它们黏附肠上皮细胞。HMOs 可有效抑制空肠弯曲杆菌、单核增生李斯特菌和肠致病性大肠杆菌对肠道上皮的黏附。另外，在恒河猴模型中，唾液酸化寡糖 3′-SL 具有抑制幽门螺杆菌黏附的作用。Coppa 等（2006）比较了单一 HMOs 和混合 HMOs 组分添加后，产肠毒素大肠杆菌（ETEC）、霍乱弧菌和沙门氏菌对肠上皮细胞（Caco-2 细胞）黏附的抑制作用，结果发现，单一 HMOs 中只有 3′-FL 对 ETEC 和沙门氏菌的黏附有抑制作用，而混合 HMOs 组分对 ETEC 和沙门氏菌的抑制作用更广泛、更强。这表明病原体通过多种聚糖结构黏附在宿主的上皮细胞上，而特定的寡糖结构诱骗了通过相同结构黏附的病原体菌群。

3.2.4 乳脂球膜

乳脂球膜（MFGM）是乳腺在分泌时包被在脂肪滴外的膜蛋白，是由磷脂、鞘磷脂（神经节苷脂、神经鞘磷脂、甘油磷脂）、多种蛋白组成的 3 层膜结构，只存在于人乳和动物乳汁中，不存在于非乳制品食物中。MFGM 是母乳中继 DHA 后的突破性发现，能够促进婴幼儿脑部发育，同时可增强机体免疫力和促进肠道健康。MFGM 对胃肠道的保护作用首先体现在其可在肠腔内直接与胃肠道病原体结合，直接杀菌或干扰病原体黏附肠道上皮（诱饵效应），从而阻止这些病原体进入机体或引发生理级联反应（Tellez 等，2012）。除了与胃肠道病原体直接相互作用，MFGM 及其成分对肠道免疫、微生物和上皮细胞发育的影响也已被研究。MFGM 及其单独成分（如乳糖黏附素和神经节苷脂）的免疫调节作用包括抗炎、提供对肠道内炎症损伤的保护（Anderson 等，2018），以及调节肠道微生物菌群（Charbonneau 等，2016）。

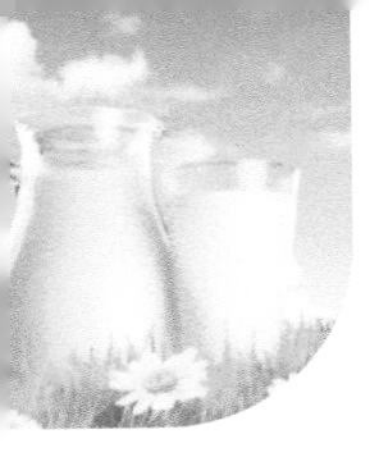

3.3 增强婴幼儿认知能力

认知属于行为系统，指的是习得并且运用知识这一过程。从感知开始，逐渐过渡到了解，然后向会设计思维、记忆等方面发展。大脑的大部分最终结构和功能是在 3 岁之前形成的，因此，0 ～ 3 岁是婴幼儿大脑发育的黄金时期。大脑发育过程、区域和回路对早期营养素缺乏都具有敏感性。在中澳两国专家联合完成的《普通牛奶与只含 A2 β – 酪蛋白的牛奶对中国儿童消化的影响：一项随机研究》中，基于精细认知障碍测试开展了双盲、随机、对照、平行、交叉的研究，比较了受试学龄前儿童认知行为的变化，发现摄入 A2 β – 酪蛋白牛奶后，其认知表现也相应改善（Sheng 等，2019）。目前，只有少数研究调查了奶制品摄入量与认知发展之间的关系。对于儿童饮食和认知发展的大多数研究通常不区分奶制品和其他动物来源的蛋白质。且摄取奶制品后的研究会强调某种成分而不是奶制品整体的潜在有益效果。Abdel–Rahman（2017）报告了埃及学龄前儿童的营养状况和认知发展，这一群体的营养状况相对较好，只有 9.4% 的人发育不良，尽管还有 28.8% 的人被认为有发育不良的风险，且使用人造黄油而不是乳脂烹饪的家庭的孩子更有可能智商较低。综上所述，关于奶制品摄入量与认知功能 / 发育之间关系的研究结果有限，目前无法得出结论，还需要在奶制品营养和儿童认知这一重要领域开展更多的研究。

3.3.1 蛋白质

乳铁蛋白。乳铁蛋白是人乳中最丰富的唾液酸糖蛋白之一，具有铁结合特性。铁是一种必需营养素，在改善认知和促进运动发育方面具有结构和功能作用。乳铁蛋白的独特之处在于它含有铁和唾液酸两种营养元素，这两种营养元素是婴儿早期神经发育和认知功能发展的关键成分。人乳铁蛋白（hLF）的每个乳铁蛋白分子在N–连接聚糖链的末端位置含有1～4个Sia残基（Fang等，2008）。Ning等（2011）证明hLF的N–聚糖完全由高度分支、高度唾液酸化和高度岩藻糖基化的复合结构组成。以仔猪作为人类婴儿的动物模型，选取3日龄公猪33头，随机分为两组，其中一组以155 mg/（kg·天）的剂量添加bLF，另一组为对照组，bLF含量为15 mg/（kg·天），试验期38天。采用建立的8臂迷宫法评估学习记忆能力，结果表明，添加乳铁蛋白提高了出生后38日龄仔猪的学习能力和长期记忆力，海马体中乳铁蛋白水平与学习记忆呈正相关，乳铁蛋白通过调节多种神经元过程对神经发育和认知表现出积极的整体效应，包括细胞突起增加，神经突起的形成，组织、细胞骨架的形成，以及焦虑的减少（Chen等，2014）。

α–乳白蛋白。α–乳白蛋白富含必需氨基酸，在婴幼儿神经系统的生长发育过程中起重要作用，增加配方奶粉中α–乳白蛋白的含量能够在满足婴幼儿氨基酸需要量的同时降低总蛋白质的含量。Heine等（2010）以31名足月婴儿为研究对象，采用交叉设计，比较标准配方奶粉、富含α–乳白蛋白的配方奶粉及母乳对婴儿血清色氨酸水平的影响。

将研究对象分为3组，第1组为母乳对照，第2组和第3组均先接受标准配方奶粉2周。接下来第2组先接受含中剂量α–乳白蛋白的配方奶粉2周，然后接受含高剂量α–乳白蛋白的配方奶粉2周，第3组与第2组顺序相反。结果显示，第2组、第3组研究对象在接受含高剂量α–乳白蛋白配方奶粉的2周内，血清色氨酸水平与母乳喂养的婴儿无差异，而在接受标准配方奶粉及含中剂量α–乳白蛋白配方奶粉的2周内，血清色氨酸水平低于母乳喂养的婴儿。Trabulsi等（2011）通过随机、双盲试验评估蛋白质浓度较低的富含α–乳白蛋白的配方奶粉对婴儿生长、蛋白质标记物的影响。在这项试验中随机选择5～14天足月配方奶粉喂养的健康婴儿，接受标准奶粉和配方奶粉喂养120天，检测试验者的血清白蛋白、血浆氨基酸、胰岛素的水平，结果发现，富含α–乳白蛋白的配方奶粉适合婴幼儿生长，试验组的检测结果显著优于对照组，且与母乳喂养的结果相似。

3.3.2 脂肪酸

长链多不饱和脂肪酸（LCPUFA）对胎儿正常生长和神经发育至关重要，二十二碳六烯酸（DHA）和二十碳五烯酸（EPA）是重要的长链多不饱和脂肪酸。从数量上讲，DHA的含量是EPA的250～300倍，DHA在大脑中被认为是重要的脂肪酸（Brenna等，2014）。DHA主要存在于磷脂酰乙醇胺和磷脂酰丝氨酸组分中，而EPA主要分布在膜磷脂的磷脂酰肌醇组分中，在胎儿发育和出生后的两年内神经元再生和突触形成中至关重要（Campoy等，2012）。DHA在胎儿大脑中的积累在整个妊娠期间持续发生，在第29～40周最为活跃。由于胎儿DHA的连续累积，孕前、怀孕和哺乳期母体DHA的营养状况决定了婴儿大脑和视网膜发育状况（Joyce 等，2005）。孕妇在妊娠 20 周前至分娩前每天补充 600 mg DHA 可显著降低早产和低出生体重儿的发生率（Carlson 等，2013）。补充 DHA 可改善母亲和孩子体内的 DHA 水平，因为 DHA 可通过胎盘和母乳有效传输（Imhoff-kunsch 等，2011）。从怀孕 20 周到分娩期间，摄入 DHA（2.2 g DHA/ 天）和 EPA（1.1 g EPA/ 天）后，儿童的视力和协调能力有所提高。母亲在怀孕期间每天补充 500 mg DHA 后也获得了类似的有益效果，这是由于高血 DHA 水平与 5.5 岁幼儿认知发育改善相关（Escolano-margarit 等，2011）。这些研究表明，在怀孕和哺乳期间补充 DHA 或强化 DHA 的婴儿食品可以提高婴儿体内 DHA 水平，改善神经和视觉发育（表 3-3），相反，孕期或哺乳期低 n-3 PUFA 的饮食可能会对儿童的视觉和神经发育产生负面影响。

有报道称，红细胞（母亲和婴幼儿体内）中较高的 DHA 水平与儿童最佳的视觉和神经发育有直接关系（Colombo 等，2004）。6 个月大的婴儿断母乳后喂食富含 DHA 的配方奶粉（115 mg DHA/100 g），在 1 岁时红细胞 DHA 磷脂显著增加，视觉发育更好（Hoffman 等，2004）。一项研究对出生 1 ～ 9 天的新生儿（*n*=343）进行了不同 DHA 水平的配方奶粉喂养（DHA 0%；DHA 0.32%；DHA 0.64%；DHA 0.96%，所有配方奶粉中 AA 含量为 0.64%）。结果发现，与对照组相比，使用含 0.32% DHA 配方奶粉喂养的婴儿在认知发育方面有显著改善。足月新生儿（*n*=420）在出生后 6 个月内补充 n-3 PUFA（60 mg EPA/ 天和 250 mg DHA/ 天），红细胞磷脂中 DHA 沉积显著增加，语言和沟通技能也显著提高（Suzanne 等，2012）。

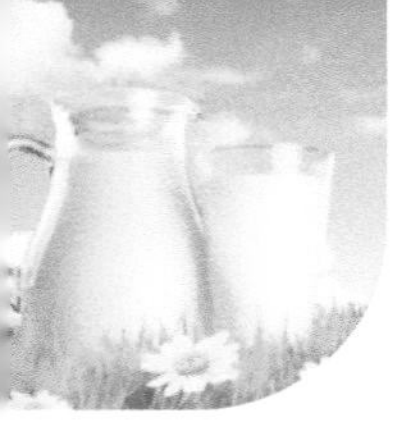

表 3-3　唾液酸乳寡糖（SMOs）在不同婴幼儿模型中对认知发育的影响

模型	SMOs 类型	主要结果	参考文献
早产仔猪	3′-SL 和 6′-SL	• 增强 T-maze 性能 • 胶质原纤维酸性蛋白基因编码 mRNA 表达水平升高 • 髓鞘碱性蛋白表达水平升高 • 髓鞘相关糖蛋白表达水平升高	Obelitz-Ryom 等，2019
新生仔猪	3′-SL 和 6′-SL	• 回肠隐窝 Ki-67 表达上调 • 回肠隐窝宽度增加 • 降低腹泻的严重程度和发生率	Yang 等，2019
仔猪	3′-SL 和 6′-SL	• 3′-SL 和 6′-SL 均可增加胼胝体中神经节苷结合的 Sia • 3′-SL 组小脑神经节苷结合唾液酸增加	Jacobi 等，2015
早产仔猪；新生小鼠	3′-SL	• 减少炎症 • 减轻体重 • 小鼠肠道中，toll 样受体 4 信号通路信号减弱	Sodhi 等，2020
小鼠	缺乏 SL 母乳	• 降低微生物多样性	Fuhrer 等，2010
小鼠	3′-SL 和 6′-SL	• 减少压力测试中类似焦虑的行为 • 防止因压力而导致的微生物多样性变化 • 维持正常数量的双皮质激素（DCX）$^{+}$ 未成熟神经元	Tarr 等，2015

3.3.3　乳寡糖

唾液酸（Sia）作为唾液酸化乳寡糖（SMOs）的标记物，在大脑发育和神经细胞膜及其膜受体功能中发挥着重要作用（表 3-3）。在哺乳动物细胞中，神经元细胞膜中 Sia 浓度最高。作为唾液酸糖缀合物的关键成分，Sia 参与大脑发育和功能的许多关键方面，如突触传递、学习、记忆和认知。Wang 等（2001）给 54 头仔猪分别饲喂 4 种不同水平的 Sia 日粮，干预 35 天，结果显示，日粮中 Sia 含量的增加显著提高了仔猪在 8 臂迷宫的困难任务中的学习能力。同样的，在早产猪中添加 2 g/L 的牛 3′– 唾液酸乳糖（3′–SL）和 6′– 唾液酸乳糖（6′–SL）可上调胼胝体总 Sia，同时与神经节苷脂结合的 Sia 与 3′–SL 呈剂量依赖性上调（Jacobi 等，2015）。最近，Wang 等（2019）利用体内磁共振波谱方法发现，牛奶中 3′–SL、6′–SL 和 6– 唾液酰乳胺（6–SLN）可优化仔猪神经发育所需的重要脑代谢物和神经递质。研究发现，早产猪采食含唾液酸乳寡糖饲料后，参与 Sia 代谢、髓鞘化和神经节苷生物合成的基因表达增加（Obelitz–ryom 等，2019）。与对照组相比，哺乳期的幼鼠饲粮中以 N– 乙酰神经氨酸（Neu5Ac）或 6′–SL 的形式补充 Neu5Ac 可改善断奶后一年的认知和行为表现。有趣的是，3′–SL 和 6′–SL 相比，摄入 6′–SL 的大鼠认知结果有所增强，额叶皮层多唾液酸 – 神经细胞黏附分子表达增加（Oliveros 等，2018）。

3.3.4 矿物质

铁为人体中的微量元素，对所有哺乳动物细胞的功能至关重要。母乳和牛乳中含铁量接近，均为每 100 g 奶中约含 0.1 mg 铁。缺铁影响神经元代谢、神经递质功能和髓鞘形成，这些在婴幼儿发育早期对大脑影响最大。6 月龄患有缺铁性贫血的婴儿的听觉脑干反应较不成熟，特别是中枢传导时间较长，由于缺铁导致髓磷脂受损，在出生后 2 年内患有贫血的儿童在 4 ～ 19 岁期间继续表现出认知能力的缺陷和学业成绩不理想（Felt 等，2006）。

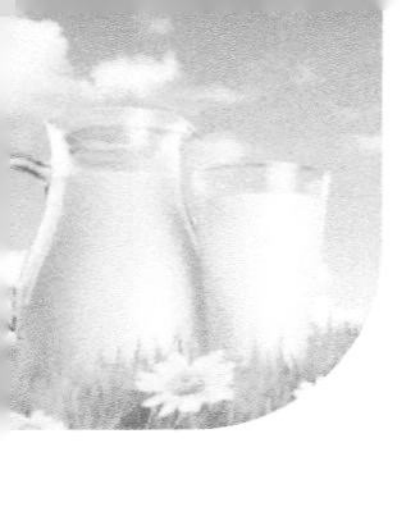

3.3.5 维生素

乳中几乎含有人体所需的各种维生素。B 族维生素在所有营养素中占据独特地位。其中，维生素 B_{12} 是一组钴胺化合物的总称。维生素 B_{12} 对于血液形成和神经功能至关重要，并在嘌呤和嘧啶的合成、蛋白质合成、甲基转移以及碳水化合物和脂肪代谢中起着间接但必不可少的作用。通过甲基转移的作用，它参与叶酸的再生，因此，叶酸缺乏和维生素 B_{12} 缺乏可能有一些相同的症状，但维生素 B_{12} 缺乏也会造成神经方面的后果。维生素 B_{12} 几乎只存在于动物源性食品中。严重的营养缺乏可导致不可逆的发育迟缓，包括易怒、发育不良、冷漠和厌食症。

一名 10 个月大的男婴因发育退化和生长迟缓被送往儿科诊所。该男婴是纯母乳喂养的，他的母亲多年来一直坚持素食。该病例在 6 个月内表现出正常的发育特征，当孩子 6 个月大时，体重停止增加，活动减少，嗜睡，缺乏微笑，不能目测物体，检查后发现血液中红细胞数正常，铁、蛋白及尿液检测水平正常，但血清钴胺素（维生素 B_{12}）水平较低，该病例经肌内注射 1 mg 钴胺素后，神经功能迅速恢复。治疗第 2 周，血液指标有所改善。由于男婴的神经功能得到改善，血液指标正常，在 18 个月大时停止了钴胺素治疗。该病例再次证明了维生素 B_{12} 可以改善婴幼儿脑萎缩（Codazzi 等，2005）

3.4 改善婴幼儿营养不良

婴幼儿时期摄入的能量、营养元素不足及过量或不均衡可能导致营养不良，包括营养不足（发育迟缓、低体重）、营养过剩（超重、肥胖）和微量元素不足或过量。研究发现，营养不良与膳食结构失衡显著相关（Kanao 等，2009）。

WHO 为患有严重急性营养不良的儿童开发了即食食疗食品（RUTF），规定 RUTF 中至少 50% 的蛋白质应该来自乳制品。一项研究中搜索了截至 2020 年的 10 197 篇关于急性营养不良与 RUTF 饮食的关系，发现与标准 RUTF（＞50% 乳制品蛋白质）相比，给予非乳制品或较低乳制品 RUTF 的急性营养不良患儿体重增加缓慢，恢复率较低（Potani 等，2021）。Duan 等（2020）研究发现，较高的乳制品摄入量和较低的发育迟缓风险显著相关，且每天至少食用 1 次乳制品的儿童发育迟缓的风险比未食用乳制品的儿童低 28%。

一项研究探讨了早期生活饮食因素是否可以预测 8 岁时澳大利亚儿童的体重状况。试验纳入 616 名新生儿，并随机分为两组：对照组和干预组，干预组给予“奶类”等核心营养，在 18 个月时收集饮食数据（连续 3 天称重饮食），8 岁时收集身高、体重和腰围。采用线性回归评估了饮食组成与肥胖之间的关系。结果发现，18 个月时摄入的蛋白质、肉类和水果与 8 岁时的肥胖指标（即体重指数和 / 或腰围）呈正相关，8 岁时的肥胖率与 18 个月时摄入的乳制品占总能量的百分比存在显著的负相关。但墨西哥学者评估了墨西哥学龄前儿童（1 ～ 4 岁）的饮食模式、发育不良和超重之间的关系，研究采用人体测量（体重，身高 / 体长）以及从墨西哥国家健康和营养调查中收集的 1 ～ 4 岁幼儿的饮食数据，研究患病率（PR）评估饮食模式、发育不良和超重之间的关系。结果显示四种饮食模式：水果和蔬菜型、西方型、传统型、牛奶 / 液体型中，超重与水果和蔬菜型饮食模式呈负相关（PR=0.37，95%CI：0.16 ～ 0.85），且传统型饮食的儿童发育迟缓的患病率更高（PR=1.74，95%CI：1.01 ～ 3.00），牛奶 / 液体型饮食能为婴幼儿提供充足营养，且与发育不良和超重无显著关系（Flores 等，2021）。通过总结近 20 年关于乳制品与婴幼儿体重增长的相关人群队列研究（规模从 45 ～ 14 224 人不等，随访时间从 8 个月到 12 年）发现，乳制品摄入量与体重 / 肥胖间关系尚无统一定论，甚至相互矛盾，分析原因可能有：对潜在混淆缺乏足够的控制；尽管在研究时对饮食进行了严格的评估，但在整个随访期间的乳制品摄入量可能并不反映习惯性饮食，从而导致研究结果的差异性；不同分析中乳及乳制品干预量不统一。过量饮用牛奶与体重之间的这种轻微的不良关联可能与年龄有关，随着时间的推移，牛奶饮用与身高增长的关系更为明显，而与体重增加的关系相反。

3.4.1　蛋白质

乳铁蛋白。King 等（2007）对 52 名 34 周龄左右的婴儿进行随机对照试验，发现摄入含 850 mg/L 乳铁蛋白（LF）的强化配方奶粉婴儿的红细胞压积显著高于摄入含 102 mg/L LF 的强化配方奶粉组的婴儿，在前 6 个月的试验期中，摄入含 850 mg/L LF 的强化配方奶粉组与摄入含 102 mg/L LF 的强化配方奶粉组相比，婴儿增重的趋势更为显著。Ke 等（2015）在中国四川对 213 名 4 ～ 6 月龄的健康足月儿进行随机对照试验，同时对给予 38 mg/100 g bLF 和 4 mg/100 g 铁元素配方奶粉的婴儿的体重、年龄别体重 z 评分、身高别体重 z 评分、血清铁、血清转铁蛋白受体和体内总铁含量进行研究，发现均显著高于仅给予 4 mg/100 g 铁元素配方奶粉的婴儿。

α－乳白蛋白。Olof 等（2008）以 96 名（4±2）周的足月儿为研究对象进行随机对照双盲临床试验，研究 α－乳白蛋白对婴儿营养状况的影响。结果发现，血红蛋白及血清铁在各组间差异不显著，富含 α－乳白蛋白配方奶粉组血清铁含量高于母乳喂养组，且铁结合力高于标准配方奶粉组。这表明接受富含 α－乳白蛋白的配方奶粉的研究对象铁吸收要优于其他组。Kelleher 等（2003）以幼年恒河猴作为研究对象，使其出生 4 个月后开始接受母乳喂养、对照组普通奶粉喂养、试验组接受 α－乳白蛋白和糖肽配方奶粉喂养，结果发现与对照组普通奶粉喂养相比，喂食试验组配方奶粉或者母乳喂养的幼年恒河猴具有更高的红细胞压积值和铁吸收率。

3.4.2 脂肪酸

中国北方农村地区饮食中脂肪的主要来源是大豆油，因此，可以认为母乳中的必需脂肪酸模式不同于西方国家女性母乳中的必需脂肪酸模式，并且与纯素食者的模式相似。Quentin–Leyrolle 等（2021）对中国北方农村地区 41 名哺乳期妇女的母乳中长链多不饱和脂肪酸浓度和饮食信息进行了分析，并对其婴儿的生长进行了测量。受试者分为两组（第一组，产后 1 个月；第二组，产后 3 个月）。母亲的膳食为高碳水化合物，低脂肪、蛋白质和能量，亚油酸（LA）和 α－亚麻酸（ALA）的浓度较高，LA 与 ALA 的比率（21∶6）高于其他国家水平；二十二碳六烯酸（DHA）的浓度较低，花生四烯酸（AA）与 DHA 的比例远高于推荐值（2∶8），与纯素食者的比例相似。结果发现母乳中的 AA 和 DHA 浓度与婴儿第 3 个月的体重增加呈正相关，DHA 浓度与婴儿第 1 个月和第 3 个月的身高增加呈正相关。

Vhm 等（1999）对 15 名 2 ～ 42 个月（中位数为 12 个月）的婴幼儿进行了血浆脂肪酸模式分析，在不同的临床表现形式下患有Ⅲ级蛋白质能量营养不良：消瘦（*n*=5），中消瘦（*n*=5）和过度消瘦（*n*=5）。用气相色谱－质谱法分析血浆脂肪酸，在Ⅲ级蛋白质能量营养不良中检测到的血浆脂肪酸模式显示出必需脂肪酸缺乏的特征性变化，三组中亚油酸（C18:2）水平均较低。消瘦组亚油酸的主要代谢产物花生四烯酸（C20:4）的含量低于对照组。消瘦组亚油酸（C18:2）含量低于过度消瘦组。有几个因素可能导致这些变化，例如饮食中亚油酸含量降低，加上脂肪的吸收不良或利用不良，以及这些脂肪酸合成或降解的变化。尽管许多问题仍然没有结论，但建议在这些儿童的康复饮食中以植物脂肪的形式添加足量的亚油酸。这个调查也从侧面说明了脂肪酸的摄入会影响婴幼儿的生长发育。

3.4.3 乳寡糖

Charbonneau 等（2016）在马拉维地区招募两个出生队列中 295 名健康或营养不良婴幼儿，采集母亲的乳汁测定乳寡糖含量，结果显示，产后 6 个月且严重发育不良婴儿的母亲体内，唾液酸化的人乳寡糖（HMOs）含量显著降低。研究者进一步将这些婴儿的粪便菌群移植到无菌小鼠体内，分别饲喂添加或不添加纯化的唾液酸化牛乳寡糖（S-BMO）的典型当地饮食，发现添加 S-BMO 可促进无菌小鼠菌群依赖性的体重增加，改善骨骼形态、肝脏、肌肉和大脑代谢状态，显示出更强的利用营养进行合成代谢的能力，在除菌仔猪中也发现类似结果，这些结果表明在 S-BMO 和促进生长之间存在因果的、微生物依赖的关系，饮食中添加 S-BMO 可缓解婴幼儿营养不良。这些观察产生了两个有趣的结果：一是乳寡糖的促生长作用似乎不是通过直接改变宿主的新陈代谢，而是通过调节微生物菌群的活动实现的。二是当提供适当的营养时，生长发育不良的婴儿的“不成熟”微生物菌群可促进婴儿生长。

为研究肠道微生物群、HMOs、破骨细胞和成骨细胞生物学之间的相互作用，研究者进一步将来自 6 岁发育不良幼儿的粪便菌株定植到无菌仔鼠，并喂养与供体群体相似的饮食。结果显示饮食中添加与人乳结构相似的纯化 S-BMO 可增加股骨头中骨小梁数目，减少破骨细胞及其骨髓祖细胞数量，改变破骨细胞生成调节因子和辅助型 T 细胞 2（Th2）反应介质。无菌小鼠和定植小鼠的比较显示，定植小鼠盲肠中琥珀酸水平增加，小肠簇状细胞数量增加，以及与 Th2 免疫应答相关的琥珀酸诱导簇状细胞信号通路激活均进一步佐证了乳寡糖对于营养不良可能具有治疗作用（Cowardin 等，2019）。为了治疗或预防缺铁性贫血，低收入国家的许多婴儿在 6 ～ 24 个月时会接受铁营养强化剂治疗，但是，铁作为肠道中大部分细菌的主要营养，可促进潜在致病菌的定植。近期的一项研究招募 155 个婴儿（6.5 ～ 9.5 月龄）及其母亲 80 人，分析了母乳寡糖成分，并鉴定了母亲的分泌表型（是否含 α-1, 2- 岩藻糖基转移酶，即母乳中是否含岩藻糖残基），同时对婴儿进行了为期 4 个月的含铁或铁和低聚半乳糖的营养素干预，发现母乳寡糖可以调节婴儿肠道菌群对铁的反应，人岩藻糖基转移酶2（FUT2）非分泌母乳喂养的婴儿更容易受到铁对肠道菌群的影响，双歧杆菌丰度减少，肠道病原菌丰度增加，但也更容易在铁和低聚半乳糖共同干预中改善肠道菌群和铁状态（Paganini等，2019）

3.4.4 矿物质

铁。铁参与人体的许多重要功能。首先，铁对机体内氧气运输很重要。此外，铁对大脑功能和发育至关重要，严重缺铁会导致智力发育迟缓，这可能是不可逆的。膳食铁主要以两种形式存在于食物中：血红素铁仅存在于动物源性食物中（肝脏和红肉中含量较高），非血红素铁存在于动物和植物食物中，这些铁主要以铁蛋白及转铁蛋白形式存在。母乳和牛乳中含铁量接近，均为每100 g奶中约含0.1 mg铁，主要为非血红素铁。铁吸收还受到饮食中总铁含量（低铁含量增加吸收效率）、个体铁状态和生理状态（低铁储备和怀孕增加吸收效率）的影响。Seth等（2019）分析在怀孕期间的女性补充微量营养素铁对出生婴儿的影响。该研究选择＜20周的怀孕女性在分娩前补充铁60 mg/天和叶酸400 μg/天，随后补充安慰剂，婴儿出生后不补充铁，比较婴儿6个月和18个月时血红蛋白的水平，试验结果显示6个月时，各组婴儿的血红蛋白水平没有显著差异，但在18个月时，补充铁的孕妇生产的婴儿贫血率相比于未补充铁的孕妇贫血率降低，该试验证明孕妇补充铁后会降低婴儿的贫血率。

3.4.5 维生素

维生素D。婴儿出生时体内维生素D贮存水平较低，主要依靠母乳、日照或辅食获取。由于母乳中维生素 D 含量较低，一般需要额外补充以保障婴幼儿健康成长。Hussein 等（2009）研究了维生素 D 与母乳联合喂养对婴幼儿生长发育的影响。实验中实施母乳喂养的健康母亲分别接受 2 000 IU/ 天（第 1 组）及 6 000 IU/ 天（第 2 组）的维生素 D，对应婴儿接受 400 IU/ 天 维生素 D，试验结果显示，婴儿在 3 个月龄时，血清维生素 D 浓度较基线显著提高，母乳抗佝偻病活性从检测不到增加至中位数水平，该实验证明了母婴联合补充维生素 D 可使婴儿的血清维生素 D 浓度增加 3 倍，并可以使维生素 D 缺乏的患病率降低 64%。

4

奶类对婴幼儿的活性营养功能

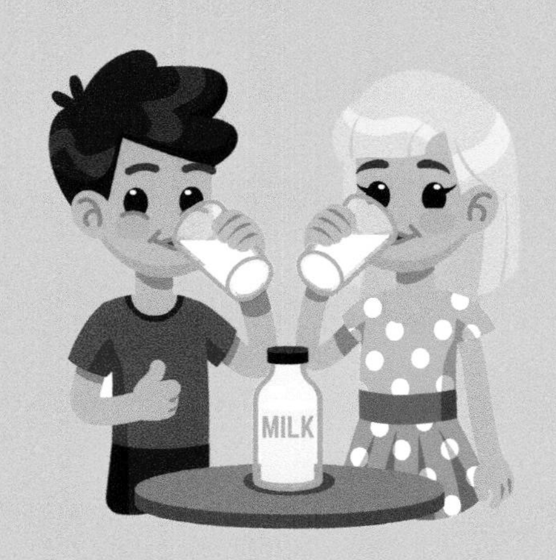

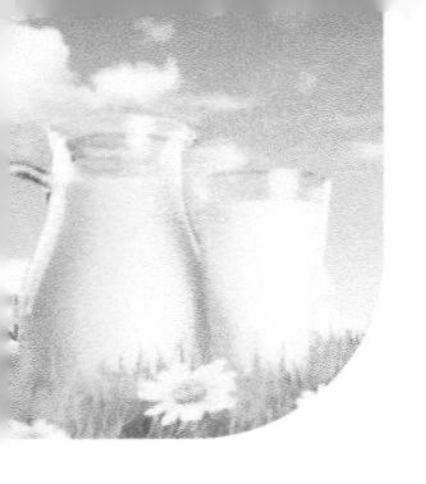

随着对奶制品研究与认识的不断加深，人们发现其除了给人体提供生命最初时期的生长发育所需的营养外，其中存在的种类众多、含量甚微的生物活性物质还发挥着调节机体、维持身体生化和生理平衡的健康功能，这种不同于传统意义上的营养功能称为“活性功能”。

4.1 缓解婴幼儿肺炎

小儿肺炎是婴幼儿时期的常见病，我国北方地区以冬春季多见，是婴幼儿死亡的常见病因。小儿肺炎可分为细菌性肺炎（由肺炎链球菌、流感嗜血杆菌、葡萄球菌、绿脓杆菌所引起）、病毒性肺炎（由腺病毒、流感病毒、呼吸道合胞病毒、麻疹病毒所引起）、支原体肺炎、衣原体肺炎、真菌性肺炎。Mei 等（2005）探讨了补充酸奶对北京郊区学龄前儿童生长发育的影响，研究中选取了北京市房山区 7 所幼儿园 402 名 3 ～ 5 岁身高和 / 或体重均低于平均水平的学龄前儿童（男 217 名，女 185 名）。受试者随机分为对照组（CG 组，201 名）和酸奶补充组（YG 组，201 名）。YG 组需每周 5 天每天食用 1 份酸奶（125 g/ 天），CG 组不额外摄取酸奶。每 3 个月进行 1 次人体测量（身高、体重和上臂周长）和前臂骨密度测量，并记录和评估疾病状况。结果发现，食用酸奶有利于提高人体钙、锌和维生素 B_2 的吸收量，减少上呼吸道感染和腹泻的发生率和持续时间，促进学龄前儿童的健康和生长发育（表 4–1）。美国学者对 638 名 3 ～ 6 岁幼儿进行了一项为期 3 个月的双盲、随机、安慰剂对照试验，评估了含有益生菌菌株干酪乳杆菌 DN–114001 的发酵乳是否能降低儿童常见传染病的发病率，结果显示，摄入发酵乳组幼儿的胃肠功能得到一定程度增强，其上呼吸道感染率（2.7%）比对照组（3.3%）显著降低 18%，胃肠道发病率也显著降低（Merenstein 等，2010）。

表 4-1　对照组和酸奶补充组婴幼儿上呼吸道感染、腹泻发生率　单位：%

组别	上呼吸道感染				腹泻			
	0～3 月	3～6 月	6～9 月	总数	0～3 月	3～6 月	6～9 月	总数
对照组	20.51	6.71	12.43	13.21	1.30	3.39	2.60	2.43
酸奶组补充	11.73	4.28	6.52	7.51	1.53	1.31	0.87	1.23
P	0.001	0.085	0.001	0.001	0.785	0.043	0.050	0.023

资料来源：Mei 等，2005。

4.1.1　蛋白质

乳铁蛋白可缓解婴幼儿肺部炎症并预防肺部感染。King 等（2007）在美国开展双盲随机对照试验，将 52 名出生 34 周喂养配方奶粉的健康婴儿随机分到试验组和对照组，每组各 26 例，分别摄入含 850 mg/L 和 102 mg/L 的牛乳铁蛋白（bLF）的配方奶粉，观察 1 年。结果发现，试验组和对照组下呼吸道感染的发生频率分别为 0.15 次 / 年和 0.50 次 / 年，试验组显著低于对照组。

Shin（2005）在小鼠流感病毒感染模型中评估了口服 bLF 的效果，将小鼠经鼻腔感染感冒病毒，从感染前 1 天开始每天进行 bLF 灌胃给药 1 次，剂量为 62.5 mg/ 只。感染后第 6 天，与对照组相比，感染组小鼠的肺固形物显著降低。同时，给予 bLF 的小鼠在第 6 天支气管肺泡灌洗液（BALF）中浸润白细胞数量显著降低。然而，BALF 中的病毒量不受这些处理的影响。这些结果表明，bLF 可以通过抑制肺内炎症细胞的浸润，缓解感染流感病毒的症状。Vidal 等（2014）研究 bLF 和合成肽乳铁蛋白嵌合体对肺炎链球菌的杀菌作用，试验结果证明 bLF 下调肺炎球菌致病性相关基因的表达，从而具有治疗肺炎球菌感染的潜力。

免疫球蛋白可缓解婴幼儿肺部感染。免疫球蛋白是乳中重要的免疫成分，它们是一类具有抗体活性或化学结构与抗体相似的球蛋白，能抵抗入侵的细菌、病毒等致病菌。杨黎（2016）分析总结新生儿感染性肺炎治疗中免疫球蛋白对免疫指标的影响，将 60 例新生儿感染性肺炎患儿分为两组，每组 30 例，对照组治疗方案中未包含免疫球蛋白，观察组治疗方案中包含免疫球蛋白。对比两组临床治疗效果及免疫相关指标的差异，发现观察组体温恢复正常时间、咳嗽消失时间、肺部啰音消失时间及住院时间均明显短于对照组；开始试验时两组间免疫球蛋白 IgG、$CD3^+$ 及 $CD4^+$ 比较无差异，而在接受治疗 5 天后，观察组 IgG、$CD3^+$ 及 $CD4^+$ 均明显高于对照组；证明免疫球蛋白可有效地改善患者的肺炎症状及免疫指标。张健和王静（2019）探讨静脉注射免疫球蛋白联合注射用盐酸头孢吡肟治疗新生儿感染性肺炎的临床疗效。选取 2017 年 10 月至 2019 年 1 月收治的 120 例患有感染性肺炎的新生儿作为研究对象，随机将患者分为对照组和治疗组，每组各 60 例。对照组患儿静脉滴注头孢吡肟注射液 60 mg/（kg · 天），分两次给药。治疗组在对照组基础上给予静脉注射免疫球蛋白 400 mg/kg、1 次 / 天，两组患者治疗 7 ～ 14 天。观察两组的临床疗效，同时比较两组的临床症状、血液指标、炎症因子等，结果发现治疗后，对照组和治疗组的总有效率分别为 81.7%、96.7%，治疗后，治疗组退热时间、肺部湿啰音消失时间、咳嗽消失时间、住院时间均明显短于对照组。证明了静脉注射免疫球蛋白联合注射用盐酸头孢吡肟治疗新生儿感染性肺炎具有较好的临床疗效。

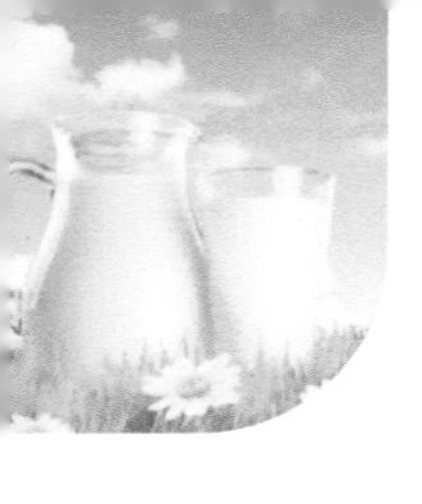

4.1.2 脂肪酸

母乳中含有丰富的多不饱和脂肪酸，为婴儿的生长发育所必需，尤其可促进婴儿中枢神经系统的发育，因此母亲膳食多摄取不饱和脂肪酸，提高乳中营养成分是十分必要的。近年来，有研究发现，多不饱和脂肪酸（PUFA）在体外具有抗炎症作用，饮食中高水平的摄入可降低炎症性疾病的发生。研究发现，添加富含 n–3 PUFA 的鱼油对支气管哮喘患儿有益，因为 n–3 PUFA 能降低支气管收缩剂白三烯的生成。n–3 PUFA 在体外同样具有抗炎作用，高水平的饮食与较低的炎症性疾病发病率相关。Nagakura 等（2000）对 29 例支气管哮喘患儿进行为期 10 个月的鱼油膳食补充的随机对照研究，受试者服用含有 84 mg 二十碳五烯酸（EPA）和 36 mg 二十二碳六烯酸（DHA）的鱼油胶囊或含有 300 mg 橄榄油的对照胶囊，EPA 和 DHA 的日剂量分别为 17.0 ～ 26.8 mg/kg 体重和 7.3 ～ 11.5 mg/kg 体重。结果发现鱼油组的哮喘症状评分降低，而对照组则没有出现此情况。此外，血浆 EPA 水平仅在鱼油组显著升高，并且未观察到明显的副作用。结果表明，在严格控制的吸入性过敏原和饮食环境中，富含 n–3 PUFA、EPA 和 DHA 的鱼油对支气管哮喘儿童有益。

由于长链多不饱和脂肪酸（LCPUFA）对神经发育和视力的积极影响，欧洲国家要求在配方奶粉中添加 DHA。Moufidath–Adjibade（2021）评估了食用富含 LCPUFA 的配方奶粉是否与儿童早期感染和过敏风险相关。他分析了来自法国人口研究所的 8 389 名配方奶粉喂养婴儿的数据，并收集父母提供的婴幼儿 2 个月至 5.5 岁期间的感染（胃肠道、下呼吸道、上呼吸道）和过敏（喘息、瘙痒皮疹、哮喘药物、食物过敏）情况。试验结果发现，食用富含 DHA/AA/EPA 的配方奶粉组婴幼儿哮喘药物使用率降低。此外，与未添加 DHA/AA/EPA 的配方奶粉相比，食用 EPA 含量高的配方奶粉（≥ 3.2 mg/100 kcal）的婴幼儿急性下呼吸道感染风险和哮喘药物使用量降低。

徐方明（2020）研究了短链脂肪酸（SCFA）通过代谢感应受体 GPR43 对小鼠呼吸道肺炎克雷伯菌感染的保护作用，发现与口服无菌水的小鼠相比，肺炎克雷伯菌感染 12 h 后，乙酸钠、丙酸钠和丁酸钠预处理的小鼠肺组织中的细菌数下降，细胞因子 IL−6、MCP−1 和 TNF−α 水平降低，肺组织病理学评分明显降低，证实 SCFA 对小鼠肺炎具有抑制作用。

4.1.3 矿物质

锌可缓解婴幼儿腹泻、肺炎和呼吸道感染。牛奶中锌含量为 3 ～ 6 mg/kg，是人乳的 2.5 倍，给奶牛饲喂锌补充物可使牛奶中锌含量略有增加，近期有研究发现，锌还与婴幼儿炎症密切相关。蒋文强等（2020）分析了四川地区支原体肺炎（MPP）患儿体内的维生素 A 和锌（Zn）水平，试验选取 2018 年 1—12 月 MPP 患儿 150 例（观察组）及同期体检的健康儿童 150 例（对照组），分别检测血清维生素 A 和全血 Zn 水平，比较两组检测结果。结果发现，观察组患儿维生素 A 和 Zn 水平均明显低于对照组健康儿童，观察组男性患儿维生素 A 水平略高于女性患儿，Zn 水平差异不明显，该研究证明及时补充维生素 A 和 Zn 对儿童 MPP 的预防、有效治疗及病程缩短均有重要意义。惠烨（2021）研究了儿童反复呼吸道感染与锌元素的关系，其从 2015 年 1 月至 2017 年 7 月从医院门诊就诊的患者中选择 14 例儿童患者，先观察这 14 例患儿治疗前后 5 年内上呼吸道感染发生的次数，并计算当年平均每月的发生次数。结果发现适当补充锌元素有利于修复呼吸道黏膜，改善反复呼吸道感染症状。

4.2 降低婴幼儿坏死性小肠结肠炎风险

坏死性小肠结肠炎（NEC）是导致极低出生体重儿死亡和发病的常见原因。NEC 的病理生理学涉及免疫、循环和消化系统的不成熟、缺氧缺血性损伤、肠内营养和病理性细菌定植（Neu 等，2011）。研究显示，母乳喂养可以降低婴儿患 NEC 的风险（Dino 等，2015）。然而，极低出生体重婴儿的母亲往往会出现奶量不足的情况，需要母乳和配方奶粉混合喂养。Sisk 等（2007）招募了 200 对母婴进行了一项前瞻性研究，研究出生后 14 天内高比例（50% 或以上）母乳喂养是否对 NEC 有保护作用，试验分为 2 组：低母乳组（＜ 50% 母乳）和高母乳组（＞ 50% 母乳），结果发现，低母乳组确诊 NEC 发生率为 5/46（10.6%），而高母乳组为 5/156（3.2%），出生后 14 天内，至少含 50% 母乳喂养的婴儿 NEC 发病率降低至对照的 1/6。

4.2.1 蛋白质

乳铁蛋白。2017 年发表在《科克伦系统综述数据库》的一项研究评估了口服 LF 在预防早产新生儿 NEC 中的有效性和安全性。结果显示，在补充 LF 时，无论是否添加益生菌，NEC 发病风险均有降低［不添加益生菌，相对风险度（relative risk，RR）=0.40，95%CI：0.18 ～ 0.86；添加益生菌，RR=0.40，95% CI：0.00 ～ 0.62]，而未见不良反应（Pammi 等，2017）。Paolo 等（2014）对意大利和新西兰的 13 个新生儿重症监护室进行随机对照试验，观察补充 LF 对新生儿坏死性小肠结肠炎的健康效应，其中 743 名极低出生体重儿被随机分为 3 组，bLF 组（口服 bLF 100 mg/天，247 例）、bLF 联合鼠李糖乳杆菌组（238 例）和安慰剂组（258 例），观察至出生后 30 天，极低体重儿＜ 1 000 g 的则口服 bLF 45 天。结果发现，bLF 组坏死性小肠结肠炎发病率为 2.0%，bLF 联合鼠李糖乳杆菌组为 0.0%，均显著低于安慰剂组 5.4% 的发病率。

免疫球蛋白。Gopalakrishna 团队（2019）研究显示，母体免疫球蛋白 A（IgA）是防止 NEC 发生的一个重要因素。研究者通过分析早产儿粪便中 IgA 结合的细菌，证明婴儿出生后的第一个月，母乳是 IgA 的主要来源，而且 IgA 结合细菌的减少与 NEC 的发生有关。通过对 IgA 结合菌和未结合菌的测序发现，NEC 发生与肠杆菌科在 IgA 结合菌群中占主导地位有关。此外，研究还证实 IgA 在小鼠模型中对预防 NEC 至关重要，在小鼠模型中，摄取缺乏 IgA 的母乳的幼鼠容易患病。研究结果表明，母体 IgA 影响早产儿的肠道菌群结构，母乳中的 IgA 是预防 NEC 的关键和必要因素。而牛奶中含有丰富的免疫球蛋白，对预防坏死性小肠结肠炎具有积极的作用。

4.2.2 脂肪酸

n–3 多不饱和脂肪酸（n–3 PUFA）主要包括亚麻酸、二十碳五烯酸（EPA）及二十二碳六烯酸（DHA），体内亚麻酸可部分转换为 EPA 和 DHA，在妊娠期间该转换效率会升高（Taneja 等，2012）。这类多不饱和脂肪酸具有重要的生理功能，如促进胎儿及婴幼儿大脑生长发育、维持正常视力等。近年来，大量研究还发现 n–3 PUFA 对保护肠黏膜屏障完整性发挥重要作用（Maciel 等，2018）。王潜等（2015）利用 Meta 分析研究了早产儿补充长链多不饱和脂肪酸（LCPUFA）对 NEC、支气管肺发育不良（BPD）、严重感染（败血症）和病死率影响的相关研究，发现早产儿补充 LCPUFA 未能降低 BPD、严重感染（败血症）的发生率和病死率，但可能降低胎龄≤ 32 周早产儿 NEC 的发生率。另外一项随机双盲平行组（1∶1）试验将 225 名预期胃肠道功能良好的早产新生儿纳入研究，并从出生后第一次肠内喂养开始，每天接受 75 mg/kg 体重的 DHA，持续 14 天，结果发现，补充 DHA 组 NEC 发生率显著低于对照组（Bernabe–García 等，2021）。姚芳等（2021）探究了 n–3 PUFA 对 NEC 保护作用的机制，n–3 PUFA 补充组 NEC 幼鼠结肠组织损伤减轻，同时 n–3 PUFA 补充组较 NEC 组炎症因子水平显著下降，且肠道紧密连接蛋白表达量升高，表明 n–3 PUFA 通过维持肠上皮细胞紧密连接减轻坏死性小肠结肠炎的发生发展。

短链脂肪酸（SCFA）是细菌分解寡糖的产物，主要包括乙酸、丙酸、丁酸。李秋平等（2018）以 3 日龄新生 NEC 小鼠为实验对象，采用丁酸溶液处理，结果发现 NEC 小鼠肠组织病理损伤得到一定程度缓解，这可能是由于丁酸下调炎症因子 IL–6、TNF– α 的表达，上调细胞因子 IL–10、TGF– β1 的表达，促进 T 细胞向调节性 T 细胞分化，从而发挥抑制炎症反应的作用。

4.2.3 乳寡糖

人乳寡糖（HMOs）可能通过与婴儿肠道菌群的互作，在 NEC 中发挥保护性作用。Autran（2017）等招募200对母亲及低出生体重婴儿进行多中心临床试验，分析出生后28天，母乳喂养的婴儿母乳中寡糖组成与NEC的关系。结果表明NEC病例中，二唾液酸乳–N–四糖（DSLNT）浓度显著低于对照组，DSLNT浓度可作为NEC的非侵入性生物标志物。另一项研究也验证了此结果，该研究纳入33名NEC患儿及37名对照组儿童，发现NEC患儿摄入的母乳中，DSLNT的浓度显著低于对照组。且NEC患儿发病前的肠道菌群组成也不同于对照组，而较迟缓的菌群发育与较低的DSLNT浓度相关。结合DSLNT浓度及菌群组成，可在NEC发病前较准确地区分患儿与对照组儿童（Masi等，2020）。Sarah（2018）综述了调节早产儿肠道菌群以预防NEC的相关研究进展，提出3点：肠道—菌群互作影响免疫发育，早产儿肠道菌群异常可能使患NEC的风险上升；母乳喂养帮助肠道菌群健康发育、预防NEC，补充人乳寡糖或乳铁蛋白能否预防NEC仍需验证；给早产儿补充特定混合益生菌可降低NEC风险，但其肠道菌群仍与健康足月儿明显不同。

4.3 改善婴幼儿腹泻

小儿腹泻是多病原、多因素引起的以腹泻为主的一组疾病。主要特点为大便次数增多和性状改变，可伴有发热、呕吐、腹痛等症状及不同程度水、电解质、酸碱平衡紊乱。病原可由病毒（主要为人类轮状病毒及其他肠道病毒）、细菌（致病性大肠杆菌、产毒性大肠杆菌、出血性大肠杆菌、侵袭性大肠杆菌以及鼠伤寒沙门氏菌、空肠弯曲菌、耶氏菌、金黄色葡萄球菌等）、寄生虫、真菌等引起。肠道外感染、滥用抗生素所致的肠道菌群紊乱、过敏、喂养不当及气候因素也可致病，是 2 岁以下婴幼儿的常见病。Merenstein 等（2010）选取了华盛顿特区大都会区 638 名 3 ～ 6 岁儿童进行了一项双盲、随机、安慰剂对照的分配隐藏临床试验，评估了含有益生菌菌株干酪乳杆菌 DN-114001 的发酵乳是否能降低儿童常见传染病的发病率，试验期为 3 个月，干预组额外摄入一种含有特定益生菌菌株的发酵乳饮料，结果显示，摄入发酵乳组儿童胃肠功能得到一定程度加强，其常见传染病的发病率（7.82%）比对照组（9.86%）低 19%（PR=0.81，95%CI：0.65099），胃肠道发病率也显著降低。

4.3.1 蛋白质

乳铁蛋白。Ochoa 等（2012）在秘鲁开展了一项针对 555 名 12 ～ 18

月龄健康婴幼儿的双盲、随机对照试验，评估乳铁蛋白（LF）对婴幼儿腹泻的影响。试验组 277 例，每天添加两次牛乳铁蛋白（bLF），每次 0.5 g；安慰剂组（安慰剂为麦芽糖糊精）278 例，观察 6 个月。结果发现，试验组和安慰剂组腹泻发病率分别为 6.6% 和 7.0%，腹泻持续时间分别为 4.76 天和 5.34 天，中重度脱水发生率分别为 1.0% 和 2.6%，试验组均显著低于安慰剂组。Ke 等（2016）在中国开展了随机对照试验，将 260 名仅进行过母乳喂养且已断奶的 4 ～ 6 月龄婴儿随机分到 LF 强化配方奶组和对照组，每组 130 例，分别给予 bLF 含量为 38 mg/100 g 的强化配方奶粉和不含 bLF 的配方奶粉，两组配方奶粉中铁含量均为 4 mg/100 g，干预 3 个月，同时设置仅进行母乳喂养的母乳喂养组（n=130）。结果显示，bLF 强化配方奶粉组和母乳喂养组婴儿呕吐、恶心、疝气以及腹泻相关疾病发生率显著低于对照组。

α－乳白蛋白。Dupont 等（2010）研究评估了富含 α－乳清蛋白和益生菌的配方奶粉以及普通奶粉的营养充足性、胃肠道耐受性以及对绞痛的影响。这项双盲、安慰剂对照研究纳入了 66 名年龄在 3 周至 3 个月之间的患有绞痛的婴儿，两组体重和身高均相同。在 1 个月内用两种试验配方奶粉进行喂养，每隔 3 h 记录有无腹胀和反流，在第 15、30 天评估疗效和安全性参数。结果发现，两组间婴儿哭闹时间没有差异，试验组胃肠道副作用显著低于对照组，富含 α－乳清蛋白并添加益生菌的配方奶粉保证了患胃肠绞痛婴儿体重和身长的增加，并且具有良好的胃肠道耐受性。

免疫球蛋白（Ig）。研究发现，牛奶中的 Ig 对牛犊以及新生儿和成人的免疫系统都有积极的作用，主要表现在帮助新生儿更好地完善免疫系统、抵抗病菌的侵袭。周小琳等（2018）分析婴儿痉挛症患儿外周血淋巴细胞亚群的表达情况及静脉注射免疫球蛋白对婴儿痉挛症免疫功能的影响，选取 2015 年 1 月至 2017 年 10 月初次就诊的 30 例婴儿痉挛症患儿作为病例组，给予大剂量免疫球蛋白（2g/kg）治疗，另选 30 例健康体检患儿作为健康对照组，静脉注射免疫球蛋白治疗前及治疗后 4 周，对病例组及健康组所有儿童均抽静脉血并对外周血淋巴细胞亚群指标进行比较，结果发现病例组患儿治疗后，$CD19^+B$、$CD20^+B$ 等淋巴细胞比例明显低于治疗前，$CD4^+T$、$CD8^+T$、$CD4^+/CD8^+$ 比值与治疗前相比差异不显著，婴儿痉挛症患儿存在免疫功能紊乱，大剂量免疫球蛋白可调节婴儿痉挛症患儿免疫功能，控制病情发展。李绍明等（2018）研究观察免疫球蛋白辅助治疗轮状病毒性肠炎的临床效果，试验选择儿科轮状病毒性肠炎住院治疗患儿 68 例，随机分为对照组（给予抗病毒等常规治疗 + 安慰剂）和观察组（抗病毒等常规治疗 + 注射用免疫球蛋白静脉滴注），各 34 例。观察两组患儿治疗前后 TNF-α、IL-6 水平及分泌型免疫球蛋白 A（SIgA）含量，并比较两组临床疗效。结果发现治疗后，两组患儿 TNF-α、IL-6 水平均低于治疗前，且观察组两项指标水平显著低于对照组；两组患儿 SIgA 分泌量较治疗前均明显升高，且观察组 SIgA 水平显著高于对照组，说明免疫球蛋白辅助治疗轮状病毒性肠炎效果显著，可缓解患儿肠道炎性反应，延缓病情发展。

酪蛋白。Omara（2019）研究比较了牛奶和羊奶中酪蛋白和 α-乳清蛋白的水解物对引起腹泻的大肠杆菌和金黄色葡萄球菌的抗菌潜力，选取牛奶和羊奶中的 α-乳清蛋白和酪蛋白进行脱脂、沉淀及水解分离，待冷却后通过圆盘扩散法测定抗菌活性，结果发现，两种蛋白的水解物均能抑制大肠杆菌和金黄色葡萄球菌，该研究表明，牛奶水解物可以作为治疗腹泻的抗生素来源。

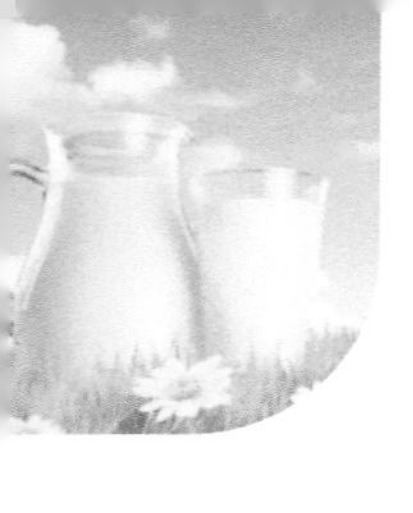

4.3.2 脂肪酸

支链脂肪酸（BCFA）是沿着碳链带有一个或多个甲基的一组脂肪酸，BCFA 普遍存在于反刍动物产品（如牛奶、肉类或羊毛脂）中，占总脂肪酸的 2% ～ 45%。一般来说，BCFA 包括 12–甲基十三烷酸（*iso*–C14:0）、13–甲基十四烷酸（*iso*–C15:0）、14–甲基十五烷酸（*iso*–C16:0）、15–甲基十六烷酸（*iso*–C17:0）、14–甲基十六烷酸（*anteiso*–C17:0）和 16–甲基十七烷酸（*iso*–C18:0）。有报道称 BCFA 对肠道健康有益（Yan 等，2017）。一项研究表明，膳食补充 BCFA（包括 *iso*–C14:0、*anteiso*–C15:0、*iso*–C16:0、*anteiso*–C17:0、*iso*–C18:0 和 *iso*–C20:0）增加了新生大鼠幼鼠回肠中枯草芽孢杆菌和 IL–10 mRNA 的相对丰度，并将 NEC 发生率降低了 56%（Ran–Ressler 等，2011）。在另一项研究中，Ran–Ressler 等（2008）采用气相色谱法和扩增子测序法分别测定健康和腹泻犊牛粪便 BCFA 和微生物谱，发现腹泻犊牛粪便中 *iso*–C16:0、*iso*–C17:0、*anteiso*–C17:0 和总偶链 BCFA 的浓度显著升高，表明腹泻犊牛脂肪酸代谢出现异常。类似的结果也在人上得到验证，腹泻新生儿粪便中 *iso*–C16:0、*iso*–C17:0 和 *anteiso*–C17:0 浓度较健康新生儿升高。这些结果表明较低浓度的 BCFA 可能对维持幼畜肠道健康非常重要。

4.3.3 乳寡糖

生物活性蛋白和人乳寡糖（HMOs）是母乳中重要的成分，可预防感染，但在婴幼儿配方奶粉中缺乏乳寡糖。在母乳中的寡糖具有可溶性受体的功能，可以抑制病原体黏附在宿主胃肠道黏膜表面的目标受体上。体外和体内结合研究表明，具有 α1–2 链的岩藻糖基乳糖可抑制弯曲杆菌、产肠毒素性大肠杆菌以及杯状病毒与目标宿主细胞受体的结合，保护母乳喂养的婴儿免受弯曲杆菌、杯状病毒和产肠毒素性大肠杆菌分泌的毒素引起的腹泻。在对 1988—1991 年期间 93 对母乳喂养的母亲—婴儿进行的数据和样本分析的前瞻性研究中，从出生到产后 2 年对母婴进行跟踪，每周收集婴儿粪便、婴儿喂养和疾病数据。分析发现，在 93 名研究儿童中，高水平的 2′- 岩藻糖基乳糖（2′-FL）含量与预防弯曲杆菌腹泻有关，而高水平的乳糖 -N- 二岩藻六糖 I（LDFH-I）含量与预防杯状病毒腹泻有关，高水平的 2- 链接寡糖（占乳寡糖的百分比）的摄入量与预防各种原因的中度至重度腹泻显著正相关，表明人乳寡糖在临床上对预防婴儿腹泻具有相关性（Morrow 等，2004）。Leung 等（2020）采用随机、对照、双盲、平行组临床试验方法探究新型配方奶粉对幼儿呼吸道和胃肠道感染的影响，试验选择 461 例 1 ～ 2.5 岁的健康中国儿童，将其随机分为 4 组：标准婴幼儿配方奶粉组、含生物活性蛋白新型婴幼儿配方奶粉组、含 2′-FL 新型婴幼儿配方奶粉组和含乳脂新型婴幼儿配方奶粉组，试验期 6 个月。结果显示，婴幼儿配方奶粉中添加不同组合的完整生物活性蛋白、2′-FL 和乳脂是安全的。然而，3 组新型配方奶粉组婴儿在上呼吸道感染发生率和胃肠道感染持续时间方面没有差异。

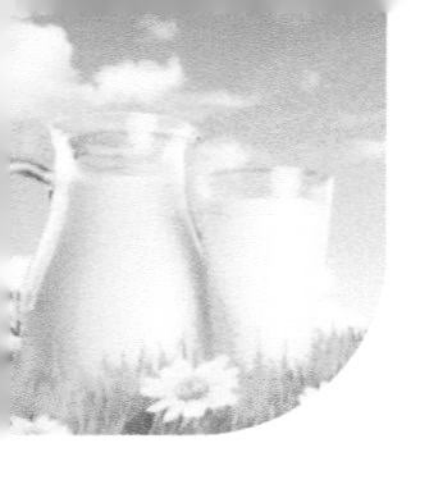

4.4　预防婴幼儿过敏

全世界儿童过敏性疾病的发病率正在上升，这可能是由于免疫系统在生命早期没有得到足够的刺激导致的。过敏性疾病会导致婴幼儿生活质量受损，并可能导致儿童残疾。益生菌可通过改善肠道微生物平衡促进免疫反应的调节。研究发现，过敏和非过敏儿童的肠道菌群组成存在差异，过敏患者肠道菌群中梭菌丰度较高，而双歧杆菌的丰度较低（Bengt Bjrkstén 等，2001）。摄入外源性乳酸杆菌可干扰原有肠道菌群的结构，有利于免疫系统的成熟，从而减少儿童过敏的发生（Viljanen 等，2005）。Giovannini 等（2007）为了研究长期食用含有特定干酪乳杆菌的发酵乳是否可以改善患有过敏性哮喘和 / 或鼻炎的学龄前儿童的健康状况，对 187 名 2 ～ 5 岁儿童进行了为期 1 年的随机、前瞻性、双盲、对照试验，干预组儿童摄入含干酪乳杆菌（10^8 CFU/mL）发酵乳（100 mL）12 个月，并记录哮喘 / 鼻炎发作的时间和发作次数，进一步评估发热或腹泻发作次数。结果发现，哮喘患儿干预组和对照组之间在统计学上差异不显著。而在患有鼻炎的儿童中，干预组每年的鼻炎发作次数和腹泻发作时间均较低，表明长期食用含有干酪乳杆菌的发酵乳可能改善过敏性鼻炎儿童的健康状况，而对哮喘儿童无明显效果。

4.4.1 蛋白质

食物过敏起因于特殊的免疫应答，在食物过敏原的暴露下能够再生。张浩等（2012）利用卵清白蛋白（OVA）建立小鼠食物过敏模型，观察LF对该食物过敏机体的免疫调节作用。发现每天灌胃20 mg/kg LF可显著降低IL–4、IL–6、IL–10、IL–12p40、IFN–γ、TGF–β和IgE水平，且显著提高了IFN–γ/IL–4比值。表明LF能够改善OVA诱导的食物过敏小鼠Th1/Th2细胞的平衡，具有重要的免疫调节作用。

牛奶中的一些蛋白如α–酪蛋白、β–乳球蛋白在母乳中含量极低。经研究表明，牛奶或部分蛋白可能会对少数婴幼儿有致敏效果。然而一项大规模的、基于人群的前瞻性研究，通过电话访谈（95.8%）或问卷调查（4.2%）获得了13 019名婴儿的喂养史，发现免疫球蛋白E（IgE）介导的牛奶过敏累积发生率为0.5%（66/13 019例患者）。健康婴儿[（61.6±92.5）天]和IgE介导的牛奶过敏婴儿[（116.1±64.9）天]的平均牛乳蛋白添加日龄有显著差异。在最初14天内开始服用常规牛源蛋白质（CMP）配方奶粉的婴儿中，只有0.05%患有IgE介导的牛奶过敏，而在105～194天开始服用配方奶粉的婴儿中，只有1.75%患有IgE介导的牛奶过敏。在15天或15天以上接触牛源蛋白质的婴儿中，IgE介导的牛奶过敏发生率为19.3%，表明早期将牛奶蛋白作为母乳喂养的补充可能会促进IgE耐受性（Katz等，2010）。这一结论在荷兰进行的一项纳入2 558名婴儿的前瞻性出生队列研究中也得到了验证，该研究探讨了添加牛乳制品和其他食品与湿疹、特应性皮炎发生率的关系，在妊娠34周和产后3、7、12和24个月通过重复问卷收集数据。结果显示，较晚添加牛乳制品与较高的湿疹风险有关。此外，延迟添加其他食品与2岁时特应性发展的风险增加有关（Snijders 等，2008）。

4.4.2 脂肪酸

有证据表明，孕期母体增加摄入 n–3 多不饱和脂肪酸（n–3 PUFA）可降低 IgE 介导的过敏性疾病的发病率。Gold 等（2016）通过观察研究和随机对照试验（RCT）评估产前 n–3 PUFA 饮食暴露对 IgE 介导的过敏性疾病的影响，分析了 10 项前瞻性队列研究和 5 项独特随机对照试验，这些研究表明孕期母体 n–3 PUFA 摄入量与随机对照试验之间存在关联，结果显示，母体若摄入足量的 LCPUFA，在婴儿生命的前 12 个月，“特应性湿疹”“对鸡蛋过敏”和“对任何食物过敏”的发病率显著降低。

多不饱和脂肪酸（PUFAs）也可缓解食物过敏。研究显示通过改变脂质介导的途径，富含 n–3 脂肪酸的饮食可在不影响 Th2 免疫应答的情况下减轻过敏性结膜炎早期和晚期症状（Hirakata 等，2019）。根据 Willemsen（2016）的研究，海洋石油中的 n–3 PUFA 有利于人类免疫系统的成熟，有助于预防儿童过敏。可以合理推测，n–3 PUFA 摄入量高可以预防早期过敏性疾病的发生。

另外，作为典型的短链脂肪酸，乙酸、丙酸和丁酸可通过 G 蛋白偶联受体对信号进行转化，诱导炎症小体释放 IL–18，IL–18 与树突细胞和初始 T 细胞的反应，导致调节性 T 细胞的产生，参与食物源过敏反应（Chinthrajah 等，2016）。此外，另一项研究表明，肠道产生的丁酸能促进 M2 巨噬细胞、树突细胞和调节性 T 细胞的产生，诱导脾细胞分泌 IL–10、IFN–γ 等细胞因子，同时抑制 Th2 细胞因子如 IL–4、IL–5 和 IL–13 的产生（Paparo 等，2021），从而抑制 Th2 细胞介导的食物过敏。

4.4.3 糖类

人乳寡糖（HMOs）具有益生元性质，并且越来越多的证据表明这些糖具有直接免疫调节作用，这表明它们针对过敏方面可能具有一定的治疗潜力。Castillo-Courtade 等（2015）聚焦了 2′-FL 和 6′-SL 两种 HMOs 对食物过敏卵蛋白致敏小鼠模型的免疫反应的影响，发现灌服 2′-FL 或 6′-SL 可减轻小鼠腹泻和体温过低等食物过敏症状，HMOs 处理还抑制了血清中抗原诱导的小鼠肥大细胞蛋白酶 -1 的增加和肠道中肥大细胞的数量，表明人乳寡糖可能对过敏性疾病有治疗潜力。另一项前瞻性、双盲、随机性研究中，259 名有特异性皮炎患病风险的婴儿被作为研究对象以探讨半乳糖和长链果寡糖的益生元混合物对特应性皮炎高危婴儿的影响，结果显示，10 名益生元补充剂组婴儿（9.8%）以及 24 名对照组婴儿（23.1%）发生特异性皮炎，且与对照组相比，益生元补充剂组婴儿粪便双歧杆菌数量显著增加。结果提示，半乳糖和长链果寡糖的益生元混合物对预防特应性皮炎的发展具有有益作用。虽然这种作用的机制还需要进一步研究，但低聚糖似乎可能通过改变肠道菌群来调节出生后的免疫发育，并在婴儿时期的初级过敏预防中具有潜在作用（Moro 等，2006）。Arslanoglu 等（2008）随后评估了短链低聚半乳糖（scGOS）和长链低聚果糖（lcFOS）的混合物预防特异性皮炎作用的持续时间。父母有特应性病史的健康足月婴儿在出生后 6 个月期间分别喂食含益生元（8 g/L scGOS/lcFOS）或安慰剂（8 g/L 麦芽糊精）的低过敏性配方奶粉。在此干预期之后，随访持续到 2 岁。在 152 名参与者中，134 名婴儿（安慰剂组 68 名，益生元干预组 66 名）完成了随访。在此期间，scGOS/lcFOS 组婴儿的过敏表现发生率显著降低。对照组特异性皮炎、复发性喘息和过敏性荨麻疹的累计发生率分别为 27.9%、20.6% 和 10.3%，高于益生元干预组（13.6%、7.6% 和 1.5%）。scGOS/lcFOS 组的婴儿上呼吸道感染、发烧的发生率显著降低，两组婴儿的生长均正常且相似。表明低聚糖益生元的早期膳食干预对过敏表现和感染都有保护作用，且这种双重保护在干预期之后仍存在。

参考文献

国务院妇女儿童工作委员会办公室，国家统计局，联合国儿童基金会，2018. 中国儿童发展图集 [R].https://www.unicef.cn/atlas-2018-cn.

黄兰，熊涛，唐军，等，2021. 新生儿坏死性小肠结肠炎临床诊疗指南 (2020)[J]. 中国当代儿科杂志，23(1)：1-11.

惠烨，2021. 甘草锌对反复呼吸道感染患儿疗效的临床观察 [J]. 智慧健康，7(3):167-169.

蒋文强，吴碧涛，张亚梅，等，2020. 肺炎支原体肺炎患儿体内维生素 A 和锌水平分析 [J]. 中国社区医师，36(35)：26-27.

李绍明，屈华平，李倩，2018. 免疫球蛋白对轮状病毒性肠炎患儿炎性反应的影响及疗效分析 [J]. 中外医学研究，16(1):6-7.

李秋平，余加林，胡坤，等，丁酸对新生儿坏死性小肠结肠炎新生小鼠模型的保护作用 [J]. 解放军医学杂志，43(3)：201-205.

芦惠，薛辛东，2020. 新生儿坏死性小肠结肠炎发病机制的研究进展 [J]. 中国当代儿科杂志，6(3):3.

王潜，崔其亮，严彩满，2015. 早产儿补充长链多不饱和脂肪酸对支气管肺发育不良和坏死性小肠结肠炎发生率影响的系统评价和 Meta 分析 [J]. 中国循证儿科杂志，10(6):419-425.

王硕，蒋竞雄，王燕，等，2016. 城市 0 ～ 24 月龄婴幼儿过敏性疾病症状流行病学调查 [J]. 中国儿童保健杂志，24(2)：119-122.

王雪峰，董丹，刘芳，等，2005. 小儿肺炎 840 例常见病原分析 [J]. 中国实用儿科杂志，20(4)：3.

徐方明，2020. 短链脂肪酸通过代谢感应受体 GPR43 对小鼠呼吸道肺炎克雷伯菌感染的保护作用 [D]. 合肥：安徽医科大学 .

袁壮，董宗祈，鲁继荣，等，2002. 小儿肺炎支原体肺炎诊断治疗中的几个问题 [J]. 中国实用儿科杂志 (8)：449-457.

姚芳，王晓晴，李松霖，等，2021. n-3 多不饱和脂肪酸对坏死性小肠结肠炎保护作用的机制研究 [J]. 现代消化及介入诊疗，26(7) ：811-815.

张健，王静，2019. 免疫球蛋白联合头孢吡肟治疗新生儿感染性肺炎的临床研究 [J]. 现代药物与临床，34(10)：3012-3016.

张浩，胡志和，2012. 乳铁蛋白对卵清白蛋白过敏小鼠外周血中 Th1/Th2 细胞平衡的影响 [J]. 食品科学，33(21)：308–313.

张世君，徐征，2021. 生血宝颗粒联合乳酸亚铁治疗儿童缺铁性贫血的临床研究 [J]. 现代药物与临床，36(6)：1199–1202.

周小琳，李栋方，李平甘，等，2018. 免疫球蛋白对婴儿痉挛症患儿免疫指标影响及临床疗效分析 [J]. 中国医药科学，8(14)：12–14.

ABDEL–RAHMAN T A, KAMAL N N, EL–DESSOUKI K H, et al., 2017. Assessment of nutritional status and cognitive development of preschool children at minia governorate, Egypt[J]. Canadian Journal of Clinical Nutrition, 5(51): 72–94.

ANDERSON R C, MACGIBBON A, NEILL H, et al., 2018. Bovine dairy complex lipids improve *in vitro* measures of small intestinal epithelial barrier integrity[J]. Plos One, 13(1): e190839.

ARSLANOGLU S, MORO G E, SCHMITT J, et al., 2008. Early dietary intervention with a mixture of prebiotic oligosaccharides reduces the incidence of allergic manifestations and infections during the first two years of life[J]. Journal of Nutrition, 138(6): 1091–1095.

ASAKUMA S, HATAKEYAMA E, URASHIMA T, et al., 2011. Physiology of consumption of human milk oligosaccharides by infant gut–associated *Bifidobacteria*[J]. Journal of Biological Chemistry, 286(40): 34583–34592.

AUTRAN C A, KELLMAN B P, KIM J H, et al., 2017. Human milk oligosaccharide composition predicts risk of necrotising enterocolitis in preterm infants[J]. Gut, 67(6): 1064–1070.

BATTERSBY C, LONGFORD N, MANDALIA S, et al., 2017. Incidence and enteral feed antecedents of severe neonatal necrotising enterocolitis across neonatal networks in England, 2012–13: a whole–population surveillance study[J]. Lancet Gastroenterology & Hepatology, 2(1): 43–51.

BATTERSBY C, SANTHALINGAM T, COSTELOE K, et al., 2018. Incidence of neonatal necrotising enterocolitis in high–income countries: a systematic review[J]. Archives of Disease in Childhood–Fetal and Neonatal Edition, 103(2): F182.

BERNABE–GARCÍA M, CALDER P C, VILLEGAS–SILVA R, et al., 2021. Efficacy of docosahexaenoic acid for the prevention of necrotizing enterocolitis in preterm infants: a randomized clinical trial[J]. Nutrients, 13(2): 648.

BESTEN G D, BLEEKER A, GERDING A, et al., 2015. Short–chain fatty acids protect against high–fat diet–induced obesity via a pPAR γ –dependent switch from lipogenesis to fat oxidation.[J]. Diabetes, 64(7): 2398–2408.

BLACK R E, WILLIAMS S M, JONES I E, et al., 2002. Children who avoid drinking cow milk have low dietary calcium intakes and poor bone health[J]. American Journal of Clinical Nutrition, 76(3): 675–680.

BRENNA J T, CARLSON S E, 2014. Docosahexaenoic acid and human brain development: Evidence that a dietary supply is needed for optimal development[J]. Journal of Human Evolution, 77: 99–106.

BROWN K H, PEERSON J M, JUAN R, et al., 2002. Effect of supplemental zinc on the growth and serum zinc concentrations of prepubertal children: a meta–analysis of randomized controlled trials[J]. American Journal of Clinical Nutrition, 75(6): 1062–1071.

BUCK R H, MARRIAGE B J, GOEHRING K C, 2017. Infants fed a lower calorie formula with 2'fl show growth and 2' fl uptake like breast-fed infants [J]. Journal of Pediatric Gastroenterology and Nutrition, 64(5): 845.

CA MILLA H, TINA R U, LOTTE L, et al., 2004. Animal protein intake, serum insulin-like growth factor I, and growth in healthy 2.5-y-old Danish children[J]. American Journal of Clinical Nutrition, (2): 447-452.

CAMPOY C, ESCOLANO-MARGARIT M V, ANJOS T, et al., 2012. Omega 3 fatty acids on child growth, visual acuity and neurodevelopment[J]. British Journal of Nutrition, 107(S2): S85.

CARLSON S E, JOHN C, GAJEWSKI B J, et al., 2013. DHA supplementation and pregnancy outcomes[J]. American Journal of Clinical Nutrition, (4): 808-815.

CARRUTH B R, SKINNER J D, 2001. The role of dietary calcium and other nutrients in moderating body fat in preschool children[J]. International Journal of Obesity, 25(4): 559-566.

CASTILLO-COURTADE L, HAN S, LEE S, et al., 2015. Attenuation of food allergy symptoms following treatment with human milk oligosaccharides in a mouse model[J]. Allergy, 70(9): 1091-1102.

CHARBONNEAU M, O'DONNELL D, BLANTON L, et al., 2016. Sialylated milk oligosaccharides promote microbiota-dependent growth in models of infant undernutrition[J]. Cell, 164(5): 859-871.

CHEN Y, ZHENG Z, ZHU X, et al., 2014. Lactoferrin promotes early neurodevelopment and cognition in postnatal piglets by upregulating the bdnf signaling pathway and polysialylation[J]. Molecular Neurobiology, 52(1): 256-69.

CHINTHRAJAH R S, HERNANDEZ J D, BOYD S D, et al., 2016. Molecular and cellular mechanisms of food allergy and food tolerance[J]. Journal of Allergy & Clinical Immunology, 137(4): 984-997.

CHRISTENSEN R, LORENZEN J K, SVITH C R, et al., 2010. Effect of calcium from dairy and dietary supplements on faecal fat excretion: a meta-analysis of randomized controlled trials[J]. Obesity Reviews, 10(4): 475-86.

COLOMBO J, KANNASS K N, SHADDY D J, et al., 2004. Maternal DHA and the development of attention in infancy and toddlerhood[J]. Child Development Perspective, 4(75): 1254-1267.

COPPA G V, ZAMPINI L, GALEAZZI T, et al., 2006. Human milk oligosaccharides inhibit the adhesion to Caco-2 cells of diarrheal pathogens: *Escherichia coli*, *Vibrio cholerae*, and *Salmonella fyris*[J]. Pediatric Research, 59(3): 377.

CODAZZI D, SALA F, PARINI R, et al., 2005. Coma and respiratory failure in a child with severe vitamin B_{12} deficiency[J]. Pediatric Critical Care Medicine, 6(4): 483-485.

DINO G, LUIGI C, SILVIA V, et al., 2015. Positive effect of human milk feeding during nicu hospitalization on 24 month neurodevelopment of very low birth weight infants: an Italian cohort study[J]. Plos One, 10(1): e116552.

DUAN Y, PANG X, YANG Z, et al., 2020. Association between dairy intake and linear growth in chinese pre-school children[J]. Nutrients, 12(9): 2576.

DUPONT C, RIVERO M, GRILLON C, et al., 2010. α -Lactalbumin-enriched and probiotic-supplemented infant formula in infants with colic: growth and gastrointestinal tolerance[J]. European Journal of Clinical Nutrition, 64(7): 765-767.

ESCOLANO-MARGARIT M V, RAMOS R, BEYER J, et al., 2011. Prenatal DHA status and neurological outcome in children at age 5.5 years are positively associated[J]. Journal of Nutrition, 141(6): 1216-1223.

FANG P, ZHAO X B, WAIGH T A, et al., 2008. Interfacial adsorption and denaturization of human milk and recombinant rice lactoferrin[J]. Biointerphases, 3(2): B36.

FELT B, JIMENEZ E, SMITH J, et al., 2006. Iron deficiency in infancy predicts altered serum prolactin response 10 years later[J]. Pediatric Research, 60(5): 513.

FLORES M E, RIVERA–PASQUEL M, MACÍAS N, et al., 2021. Dietary patterns in Mexican preschool children are associated with stunting and overweight[J]. Revista De Saude Publica, 55(16): 53.

FUHRER A, SPRENGER N, KURAKEVICH E, et al., 2010. Milk sialyllactose influences colitis in mice through selective intestinal bacterial colonization[J]. Journal of Experimental Medicine, 207(13): 2843.

GAO W, LIU X, YAN H, 2014. Prevalence of diarrhea among children less than 36 months of age in rural Western China in 2001 and 2005[J]. American Journal of Tropical Medicine & Hygiene, 91(6): 1197–1202.

GARDEN F L, MARKS G B, ALMQVIST C, et al., 2011. Infant and early childhood dietary predictors of overweight at age 8 years in the CAPS population[J]. European Journal of Clinical Nutrition, 65(4): 454.

GIOVANNINI M, AGOSTONI C, RIVA E, et al., 2007. A randomized prospective double blind controlled trial on effects of long–term consumption of fermented milk containing *Lactobacillus casei* in pre–school children with allergic asthma and/or rhinitis[J]. Pediatric Research, 62(2): 215–220.

GOLD, MICHAEL, MAKRIDES, et al., 2016. Omega–3 long–chain PUFA intake during pregnancy and allergic disease outcomes in the offspring: a systematic review and meta–analysis of observational studies and randomized controlled trials[J]. The American Journal of Clinical Nutrition: Official Journal of the American Society for Clinical Nutrition, 103(1): 128–143.

GOLDEN M H, 2009. Proposed recommended nutrient densities for moderately malnourished children[J]. Food and nutrition bulletin, 30(3): S267–S342.

GONZALEZ J T, RUMBOLD L S P, STEVENSON E J, 2012. Effect of calcium intake on fat oxidation in adults: A meta–analysis of randomized, controlled trials[J]. Obesity Reviews: an Official Journal of the International Association for the Study of Obesity, 13(10): 848–857.

GOPALAKRISHNA K P, MACADANGDANG B R, ROGERS M B, et al., 2019. Maternal IgA protects against the development of necrotizing enterocolitis in preterm infants[J]. Nature medicine, 25(7): 1110–1115.

GRANTHAM–MCGREGOR S, GRANTHAM–MCGREGOR S, CHEUNG Y. B, et al., 2007. Child development in developing countries 1 Developmental potential in the first 5 years for children in developing countries[J]. The Lancet, 169: 60–70.

GUPTA R S, WARREN C M, SMITH B M, et al., 2018. The public health impact of parent–reported childhood food allergies in the United States[J]. Pediatrics, 142(6): e20181235

GUPTA R S, WARREN C M, SMITH B M, et al., 2019. Prevalence and severity of food allergies among US adults[J]. Jama Network Open, 2(1): e185630.

HASNAIN S R, SINGER M R, BRADLEE M L, et al., 2014. Beverage intake in early childhood and change in body fat from preschool to adolescence[J]. Childhood Obesity, 10(1): 42–49.

HEINE W, RADKE M, WUTZKE K D, et al., 2010. Alpha–Lactalbumin–enriched low–protein infant formulas: a comparison to breast milk feeding[J]. Acta Paediatrica, 85(9): 1024–1028.

HIRAKATA T, LEE H C, OHBA M, et al., 2019. Dietary ω fatty acids alter the lipid mediator profile and alleviate allergic conjunctivitis without modulating Th2 immune responses[J]. The FASEB Journal, 33(3): 3392–3403.

HOFFMAN D R, THEUER R C, CASTAÑEDA Y S, et al., 2004. Maturation of visual acuity is accelerated in breast–fed term infants fed baby food containing DHA–enriched egg yolk[J]. Journal of Nutrition, 134(9): 2307.

HOPPE C, Mølgaard C, VAAG A, et al., 2005. High intakes of milk, but not meat, increase s–insulin and insulin resistance in 8–year–old boys[J]. European Journal of Clinical Nutrition, 59(3): 393–398.

HOPPE C, UDAM T R, LAURITZE L, et al., 2012. Animal protein intake, serum insulin–like growth factor I, and growth in healthy 2.5–y–old Danish children [J]. The American Journal of Clinical Nutrition, 80(2): 447–452.

HUH S Y, RIFAS–SHIMAN S L, RICH–EDWARDS J W, et al., 2010. Prospective association between milk intake and adiposity in preschool–aged children[J]. Journal of the American Dietetic Association, 110(4): 563–570.

HUSSEIN F, SAADI, ADEKUNLE, et al., 2009. Effect of combined maternal and infant vitamin D supplementation on vitamin D status of exclusively breastfed infants[J]. Maternal & Child Nutrition, 5(1): 25–32.

HUUS K, BREKKE H K, LUDVIGSSON J F, et al., 2009. Relationship of food frequencies as reported by parents to overweight and obesity at 5 years[J]. Acta Peadiatrica: promoting child health, 98(1): 139–143.

IMHOFF–KUNSCH B, STEIN A D, VILLALPANDO S, et al., 2011. Docosahexaenoic acid supplementation from mid–pregnancy to parturition influenced breast milk fatty acid concentrations at 1 month postpartum in Mexican women[J]. Journal of Nutrition, 141(2): 321–326.

JACOBI S K, YATSUNENKO T, LI D, et al., 2015. Dietary isomers of sialyllactose increase ganglioside sialic acid concentrations in the corpus callosum and cerebellum and modulate the colonic microbiota of formula–fed piglets[J]. Journal of Nutrition, 146(2): 200–208.

JACOBSEN R, LORENZEN J K, TOUBRO S, et al., 2004. Effect of short–term high dietary calcium intake on 24–h energy expenditure, fat oxidation, and fecal fat excretion[J]. International Journal of Obesity, 29(3): 292–301.

JOYCE C, MCCANN, BRUCE N, et al., 2005. Is docosahexaenoic acid, an n–3 long–chain polyunsaturated fatty acid, required for development of normal brain function? An overview of evidence from cognitive and behavioral tests in humans and animals[J]. The American journal of clinical nutrition, 82(2): 281–295.

KANAO B J, ABU–NADA O S, ZABUT B M, 2009. Nutritional status correlated with sociodemographic and economic factors among preparatory school–aged children in the Gaza Strip[J]. Journal of Public Health, 17(2): 113–119.

KATZ Y, RAJUAN N, GOLDBERG M R, et al., 2010. Early exposure to cow's milk protein is protective against IgE–mediated cow's milk protein allergy[J]. Journal of Allergy & Clinical Immunology, 126(1): 77–82.

KE C, CHAI L, HUA L, et al., 2016. Effect of bovine lactoferrin from iron–fortified formulas on morbidity of diarrhea and respiratory tract infections of weaned infants in a randomized controlled trial[J]. Nutrition, 32(2): 222–227.

KE C, LAN Z, HUA L, et al., 2015. Iron metabolism in infants: influence of bovine lactoferrin from iron–fortified formula[J]. Nutrition, 31(2): 304–309.

KELLEHER S L, CHATTERTON D, NIELSEN K, et al., 2003. Glycomacropeptide and alpha-lactalbumin supplementation of infant formula affects growth and nutritional status in infant rhesus monkeys[J]. American Journal of Clinical Nutrition, 77(5): 1261–1268.

KING J C, CUMMINGS G E, GUO N, et al., 2007. A double-blind, placebo-controlled, pilot study of bovine lactoferrin supplementation in bottle-fed infants[J]. Journal of Pediatric Gastroenterology and Nutrition, 44(2): 245–251.

KRAL T, STUNKARD A J, BERKOWITZ R I, et al., 2008. Beverage consumption patterns of children born at different risk of obesity[J]. Obesity, 16(8): 1802–1808.

LAGSTRÖM H, RAUTAVA S, OLLILA H, et al., 2020. Associations between human milk oligosaccharides and growth in infancy and early childhood[J]. American Journal of Clinical Nutrition, 111(4): 769–778.

LEUNG T F, ULFMAN L H, CHONG M, et al., 2020. A randomized controlled trial of different young child formulas on upper respiratory and gastrointestinal tract infections in chinese toddlers[J]. Pediatric Allergy and Immunology, 31(7):745–754.

LI, PING, FAN, et al., 2016. Effects of calcium supplementation on body weight: a meta-analysis[J]. American Journal of Clinical Nutrition Official Journal of the American Society for Clinical Nutrition, 104(5): 1263–1273.

LIEN E L, DAVIS A M, EULER A R, 2004. Growth and safety in term infants fed reduced-protein formula with added bovine alpha-lactalbumin[J]. Journal of Pediatric Gastroenterology and Nutrition, 38(2): 170–176.

LITMANOVITZ I, DAVIDSON K, ELIAKIM A, 2013. High Beta-palmitate formula and bone strength in term infants: a randomized, double-blind, controlled trial[J]. Calcified Tissue International, 92(1): 35–41.

LIU L, WANG Z, PARK H G, et al., 2017. Human fetal intestinal epithelial cells metabolize and incorporate branched chain fatty acids in a structure specific manner[J]. Prostaglandins Leukot Essent Fatty Acids, 116: 32–39.

LOTT M, CALLAHAN E, WELKER DUFFY E, et al., 2019. Healthy beverage consumption in early childhood: Recommendations from key national health and nutrition organizations[R]. Technical Scientific Report. Healthy Eating Research, Durham, NC.

LUCAS A, QUINLAN P, ABRAMS S, et al., 1997. Randomised controlled trial of a synthetic triglyceride milk formula for preterm infants[J]. Archives of Disease in Childhood Fetal & Neonatal Edition, 77(3): 178–184.

MA Z, CHEN L, XIAN R, et al., 2021. Time trends of childhood food allergy in China: Three cross-sectional surveys in 1999, 2009, and 2019[J]. Pediatric allergy and immunology, 32(5): 1073–1079.

MAKRIDES M, NEUMANN M A, JEFFREY B, et al., 2000. A randomized trial of different ratios of linoleic to α-linolenic acid in the diet of term infants: effects on visual function and growth[J]. The American Journal of Clinical Nutrition, 71(1): 120–129.

MANARY M, CALLAGHAN M, SINGH L, et al., 2016. Protein quality and growth in malnourished children[J]. Food & Nutrition Bulletin, 371(1): S29–S36.

MACIEL M, HEMÁNDEZ-BARRIENTOS D, HERRERA I, et al., 2018. Impaired autophagic activity and ATG4B deficiency are associated with increased endoplasmic reticulum stress-induced lung injury[J]. Aging, 10(8): 2098–2112.

MARSHALL, TERESA A, CURTIS, et al., 2018. Higher longitudinal milk intakes are associated with increased height in a birth cohort followed for 17 years[J]. Journal of Nutrition Official Organ of the American Institute of Nutrition, 148(7): 1144–1149.

MASI A C, EMBLETON N D, LAMB C A, et al., 2020. Human milk oligosaccharide DSLNT and gut microbiome in preterm infants predicts necrotising enterocolitis[J]. Gut, 70(12): 2273–2282.

MEI H E, YANG Y X, HAN H, et al., 2005. Effects of Yogurt Supplementation on the Growth of Preschool Children in Beijing Suburbs[J]. Biomedical and Environmental Sciences, 18(003): 192–197.

MERENSTEIN D, MURPHY M, FOKAR A, et al., 2010. Use of a fermented dairy probiotic drink containing *Lactobacillus casei* (DN–114 001) to decrease the rate of illness in kids: the DRINK study A patient–oriented, double–blind, cluster–randomized, placebo–controlled, clinical trial[J]. Randomized Controlled Trial, 7(64): 669–677.

MORROW A L, RUIZ–PALACIOS G M, ALTAYE M, et al., 2004. Human milk oligosaccharides are associated with protection against diarrhea in breast–fed infants[J]. Journal of Pediatrics, 145(3): 297–303.

MORO G, 2006. A mixture of prebiotic oligosaccharides reduces the incidence of atopic dermatitis during the first six months of age[J]. Archives of Disease in Childhood, 91(10): 814–819.

MOUFIDATH–ADJIBADE C D J Y, 2022. Enrichment of infant formula with long–chain polyunsaturated fatty acids and risk of infection and allergy in the nationwide ELFE birth cohort[J]. Allergy, 77(5): 1522–1533.

MU H, HY C E, 2004. The digestion of dietary triacylglycerols[J]. Progress in Lipid Research, 43(2): 105–133.

NAGAKURA T, MATSUDA S, SHICHIJYO K, et al., 2000. Dietary supplementation with fish oil rich in omega–3 polyunsaturated fatty acids in children with bronchial asthma[J]. European Respiratory Journal, 16(5): 861–865.

NEU J, WALKER W A, 2011. Necrotizing enterocolitis[J]. New England Journal of Medicine, 364(3): 255.

NING L, 2011. Comprehensive characterization of the site–specific N–glycosylation of wild–type and recombinant human lactoferrin expressed in the milk of transgenic cloned cattle[J]. Glycobiology, 21(2): 206–224.

NOWACKI J, LEE H C, LIEN R, et al., 2014. Stool fatty acid soaps, stool consistency and gastrointestinal tolerance in term infants fed infant formulas containing high sn–2 palmitate with or without oligofructose: a double–blind, randomized clinical trial[J]. Nutrition Journal, 13: 105.

OBELITZ–RYOM K, BERING S B, OVERGAARD S H, et al., 2019. Bovine milk oligosaccharides with sialyllactose improves cognition in preterm pigs[J]. Nutrients, 11(6): 1335.

OCHOA T J, CHEA–WOO E, BAIOCCHI N, et al., 2012. Randomized double–blind controlled trial of bovine lactoferrin forprevention of diarrhea in children[J]. Journal of Pediatrics, 162(2): 349–356.

ODA H, WAKABAYASHI H, YAMAUCHI K, et al., 2014. Lactoferrin and bifidobacteria[J]. Biometals, 27(5): 915–922.

OLIVEROS E, VÁZQUEZ E, BARRANCO A, et al., 2018. Sialic acid and sialylated oligosaccharide supplementation during lactation improves learning and memory in rats[J]. Nutrients, 10(10): 1519 .

OLOF S, BO L, GITTE G, et al., 2008. Effects of alpha–lactalbumin–enriched formula containing different concentrations of glycomacropeptide on infant nutrition[J]. The American Journal of Clinical Nutrition, 4(87): 921–928.

OMARA T, 2019. Antibacterial activity of papain hydrolysates of isoelectrically–isolated casein and thermoprecipitated alpha–lactalbumin from bovine and caprine milk on diarrheagenic bacteria[J]. Journal of Health & Life Sciences Law, 7(3): 1–5.

PAGANINI D, UYOGA M A, KORTMAN G, et al., 2019. Maternal human milk oligosaccharide profile modulates the impact of an intervention with iron and galacto–oligosaccharides in Kenyan infants[J]. Nutrients, 11(11): 2596.

PAMMI M, SURESH G, 2017. Enteral lactoferrin supplementation for prevention of sepsis and necrotizing enterocolitis in preterm infants[J]. Cochrane Database of Systematic Reviews, 118(2): 139–142.

PAOLO M, MICHAEL M, ILARIA S, et al., 2014. Bovine lactoferrin supplementation for prevention of necrotizing enterocolitis in very low birth weight neonates: a randomized clinical trial[J]. Early Human Development, 90(Suppl 1): S60–65

PAPARO L, NOCERINO R, CIAGLIA E, et al., 2021. Butyrate as a bioactive human milk protective component against food allergy[J]. Allergy, 76(5): 1398–1415.

PCH A, MTR B, LS B, et al., 2020. Double–duty actions: seizing programme and policy opportunities to address malnutrition in all its forms[J]. Lancet (London, England), 395(10218): 142–155.

POTANI I, SPIEGEL–FELD C, BRIXI G, et al., 2021. Ready–to–use therapeutic food (RUTF) containing low or no dairy compared to standard RUTF for children with severe acute malnutrition: A systematic review and meta–analysis[J]. Advances in Nutritional Research, 10: b27.

PROSSER C, 2004. Reduction in heat–induced gastrointestinal hyperpermeability in rats by bovine colostrum and goat milk powders[J]. Journal of Applied Physiology, 96(2): 650–654.

QUENTIN–LEYROLLE F D C D, 2022. N–3 PUFA deficiency disrupts oligodendrocyte maturation and myelin integrity during brain development[J]. GLIA, 1(70): 50–70.

RAN–RESSLER R R, LUDMILA K, ARGANBRIGHT K M, et al., 2011. Branched chain fatty acids reduce the incidence of necrotizing enterocolitis and alter gastrointestinal microbial ecology in a neonatal rat model[J]. Plos One, 6(12): e29032.

RAN–RESSLER R R, DEVAPATLA S, LAWRENCE P, et al., 2008. Branched chain fatty acids are constituents of the normal healthy newborn gastrointestinal tract[J]. Pediatric Research, 64(6): 605–609.

RAN–RESSLER R R, SIM D, O'DONNELL–MEGARO A M, et al., 2011. Branched chain fatty acid content of united states retail cow's milk and implications for dietary intake[J]. Lipids, 46(7): 569–576.

REZNIKOV E A, COMSTOCK S S, YI C, et al., 2014. Dietary bovine lactoferrin increases intestinal cell proliferation in neonatal piglets[J]. Journal of Nutrition, 144(9): 1401–1408.

ROBERTS A K, CHIERICI R, SAWATZKI G, et al., 1992. Supplementation of an adapted formula with bovine lactoferrin: 1. Effect on the infant faecal flora[J]. Acta Paediatrica, 81(2): 119–124.

RUEL M T, HAROLD A, et al., 2013. Nutrition–sensitive interventions and programmes: how can they help to accelerate progress in improving maternal and child nutrition[J]. Lancet, 9891(382): 536–551.

SANDERS, T A, 2012. Role of dairy foods in weight management[J]. American Journal of Clinical Nutrition, 96(4): 687–688.

SARAH D W, 2018. How baby's first microbes could be crucial to future health[J]. Nature, 555(7695): S18–S19.

SCHARF R J, DEMMER R T, DEBOER M D, 2013. Longitudinal evaluation of milk type consumed and weight status in preschoolers[J]. Archives of Disease in Childhood, 98(5): 335–340.

SETH A A, YOUNG R T, ANNA L, et al., 2019. Maternal and infant supplementation with small–quantity lipid–based nutrient supplements increases infants' iron status at 18 months of age in a semiurban setting in ghana: a secondary outcome analysis of the iLiNS–DYAD randomized controlled trial[J]. The Journal of Nutrition,149(1): 149–158.

SHARON M, DONOVAN, GOUTHAM, et al., 2019. Health benefits of yogurt among infants and toddlers aged 4 to 24 months: a systematic review[J]. Nutrition reviews, 77(7): 478–486.

SHENG X, LI Z, NI J, et al., 2019. Effects of conventional milk vs milk containing only A2 β–casein on digestion in Chinese children: a randomized study[J]. Journal of Pediatric Gastroenterology and Nutrition, 69(3): 375–382.

SHIN, K, 2005. Effects of orally administered bovine lactoferrin and lactoperoxidase on influenza virus infection in mice[J]. Journal of Medical Microbiology, 54(8): 717–723.

SISK P M, LOVELADY C A, DILLARD R G, et al., 2007. Early human milk feeding is associated with a lower risk of necrotizing enterocolitis in very low birth weight infants[J]. American Journal of Perinatology, 7(27): 428–433.

SNIJDERS B E P, THIJS C, VAN REE R, et al., 2008. Age at first introduction of cow milk products and other food products in relation to infant atopic manifestations in the first 2 years of life: the Koala birth cohort study[J]. Pediatrics, 122(1): e115.

SODHI C P, WIPF P, YAMAGUCHI Y, et al., 2020. The human milk oligosaccharides 2'–fucosyllactose and 6'–sialyllactose protect against the development of necrotizing enterocolitis by inhibiting toll–like receptor 4 signaling[J]. Pediatric Research, 89(1):91–101.

SPECKER B, BINKLEY T, 2003. Randomized trial of physical activity and calcium supplementation on bone mineral content in 3– to 5–year–old children[J]. Journal of Bone and Mineral Research, 18(5): 885–892.

SUZANNE J, MELDRUM, NINA, et al., 2012. Effects of high–dose fish oil supplementation during early infancy on neurodevelopment and language: a randomised controlled trial[J]. The British Journal of Nutrition, 108(8):1443–1454.

TANEJA A, SINGH H, 2012. Challenges for the delivery of long–chain n–3 fatty acids in functional foods[J]. Annual Review of Food Science & Technology, 3(1): 105.

TARR A J, GALLEY J D, FISHER S E, et al., 2015. The prebiotics 3'–sialyllactose and 6'sialyllactose diminish stressor–induced anxiety–like behavior and colonic microbiota alterations: evidence for effects on the gut–brain axis[J]. Brain, Behavior, and Immunity, 50: 166–177.

TELLEZ A, CORREDIG M, GURI A, et al., 2012. Bovine milk fat globule membrane affects virulence expression in *Escherichia coli* O157:H7[J]. Journal of Dairy Science, 95(11): 6313–6319.

TRABULSI J, CAPEDING R, LEBUMFACIL J, et al., 2011. Effect of an α–lactalbumin–enriched infant formula with lower protein on growth[J]. European Journal of Clinical Nutrition, 65(2): 167–174.

TUOKKOLA J, LUUKKAINEN P, NEVALAINEN J, et al. 2017. Eliminating cows' milk, but not wheat, barley or rye, increases the risk of growth deceleration and nutritional inadequacies[J]. Acta Paediatrica, 7(106): 1142–1149.

VHM F, JKS H, JORGE S M, et al., 1999. Plasma fatty acids in children with grade III protein–energy malnutrition in its different clinical forms: marasmus, marasmic kwashiorkor, and kwashiorkor[J]. Journal of tropical pediatrics (2): 71–75.

VIDAL J E, REYES–LÓPEZ M, ANGULO–ZAMUDIO U A, et al., 2014. Bactericidal effect of bovine lactoferrin and synthetic peptide lactoferrin chimera in Streptococcus pneumoniae and the decrease in luxS gene expression by lactoferrin[J]. BioMetals: An International Journal on the Role of Metal Ions in Biology, Biochemistry and Medicine, 27(5): 969–980.

VILJANEN M, POHJAVUORI E, HAAHTELA T, et al., 2005. Induction of inflammation as a possible mechanism of probiotic effect in atopic eczema–dermatitis syndrome[J]. Journal of Allergy & Clinical Immunology, 115(6): 1254–1259.

WANG B, YU B, KARIM M, et al., 2007. Dietary sialic acid supplementation improves learning and memory in piglets[J]. American Journal of Clinical Nutrition, 85(2): 561.

WANG C, NAGATA S, ASAHARA T, et al., 2015. Intestinal Microbiota Profiles of Healthy Pre–School and School–Age Children and Effects of Probiotic Supplementation[J]. Annals of Nutrition and Metabolism, 67(4): 257–266.

WANG H X, CHEN Y, HAQUE Z, et al., 2019. Sialylated milk oligosaccharides alter neurotransmitters and brain metabolites in piglets: an In vivo magnetic resonance spectroscopic (MRS) study[J]. Nutritional Neuroscience (3): 1–11.

WARREN C M, JIANG J, GUPTA R S, 2020. Epidemiology and Burden of Food Allergy[J]. Current Allergy and Asthma Reports, 20(2): 6.

WILEY A S, JOSHI S M, LUBREE H G, et al., 2018. IGF–I and IGFBP–3 concentrations at 2 years: associations with anthropometry and milk consumption in an Indian cohort[J]. European Journal of Clinical Nutrition, 72(4): 564–571.

WILLEMSEN L, 2016. Dietary n–3 long chain polyunsaturated fatty acids in allergy prevention and asthma treatment[J]. European Journal of Pharmacology, 785: 174–186.

WHO, 2006–04–27. World health organization releases new child growth standards [EB/OL]. https://www.who.int/news/item/27–04–2006–world–health–organization–releases–new–child–growth–standards.

WHO, 2015. WHO and MCEE cause of death estimates 2015[R]. http://www.who.int/healthinfo/global_burden_disease/estimates_child_cod_2015/en/.

WHO, 2018. Infant and Young Child Feeding Key Facts[R]. http://www.who.int/news–room/fact–sheets/detail/infant–and–young–child–feeding.

YAMASHITA H, MARUTA H, JOZUKA M, et al., 2009. Effects of acetate on lipid metabolism in muscles and adipose tissues of type 2 diabetic otsuka long–evans tokushima fatty (OLETF) rats[J]. Bioscience Biotechnology & Biochemistry, 73(3): 570–576.

YAN Y, WANG Z, GREENWALD J, et al., 2017. BCFA suppresses LPS induced IL–8 mRNA expression in human intestinal epithelial cells[J]. Prostaglandins Leukotrienes & Essential Fatty Acids, 116: 27.

YANG C, ZHANG P, FANG W, et al., 2019. Molecular mechanisms underlying how sialyllactose intervention promotes intestinal maturity by upregulating GDNF through a CREB–dependent pathway in neonatal piglets[J]. Molecular Neurobiology, 56(12): 7994–8007.

中国飞鹤 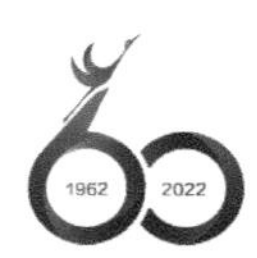

本书出版得到中国飞鹤的大力支持
Thanks to CHINA FEIHE crane for its great support
致谢

▶ 重大科研项目

2009年至今，飞鹤乳业共承担25项国家及省级重要科研项目

▶ 科研合作单位

北京大学医学部　中国工程院院士朱蓓薇团队　中国农业科学院　江南大学　哈佛大学医学院

▶ 2021科研成就

在国内外权威期刊发表论文39篇（含SCI论文21篇）
开展2项科研临床试验
获得105项授权专利
参与制定12项国家、行业和团体标准

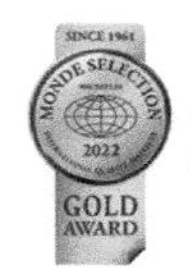

8年蝉联
世界食品品质评鉴大会金奖

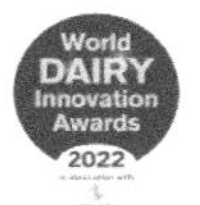

连续6年入围
世界乳品创新奖

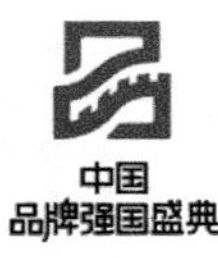

2022年CCTV品牌发布
荣膺中国品牌强国盛典“国品之光”品牌

优 质 乳 工 程 技 术 研 发 产 品

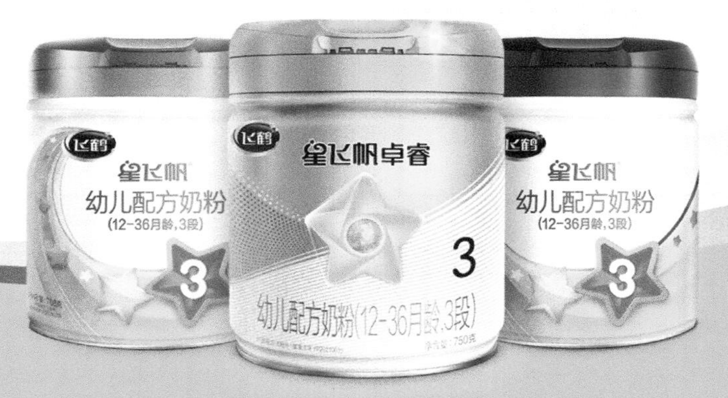

飞鹤奶粉 更适合中国宝宝体质